Knaur

Maria Lohmann ■ Hans-Dieter Hirt

Schüßler-Salze für alle Fälle

- Aktivieren Sie Ihre Selbstheilungskräfte
- Schnelle Hilfe in jeder Lebenslage

www.knaur-ratgeber.de

Inhalt

Wichtiger Hinweis

Die im Buch veröffentlichten Ratschläge wurden mit größter Sorgfalt von Verfassern und Verlag erarbeitet und geprüft. Eine Garantie kann jedoch nicht übernommen werden. Ebenso ist eine Haftung der Verfasser bzw. des Verlages und seiner Beauftragten für Personen-, Sach- oder Vermögensschäden ausgeschlossen.

Bildnachweis

Umschlagfoto: ZEFA/M. Keller
Fotos: Fotodisc S. 79, alle übrigen: DHU

Bibliografische Information Der Deutschen Bibliothek

Die Deutsche Bibliothek verzeichnet diese Publikation in der Deutschen Nationalbibliografie; detaillierte bibliografische Daten sind im Internet über http://dnb.ddb.de abrufbar.

Projektleitung: Franz Leipold
Redaktion: Annette Barth, Hamburg
Herstellung: Veronika Preisler
Umschlagkonzeption: Zero Werbeagentur, München
Satz: QuarkXPress im Verlag
Reproduktion: Repro Ludwig, Zell am See
Druck und Bindung: Offizin Andersen Nexö, Leipzig

Printed in Germany

ISBN-13: 978-3-426-64245-0
ISBN-10: 3-426-64245-X

5 4 3 2 1

Vorwort

Liebe Leserin, lieber Leser,

Salze des Lebens – so nannte Dr. Schüßler seine zwölf Mineralsalze. Die biochemischen Mittel leisten einen wichtigen Beitrag zur Gesundheit und helfen bei zahlreichen Alltagsbeschwerden von Kindern und Erwachsenen. Ob Erkältungen, Kopf- oder Bauchschmerzen, Schlafstörungen bis hin zu Hautproblemen – die Schüßler-Salze sind Multitalente, die äußerst vielseitig einsetzbar sind. Bei über 140 Beschwerden bietet Ihnen dieses praktische Handbuch einfache und schnelle Hilfe mit dem passenden Mittel.
Nicht umsonst haben die Schüßler-Salze sich einen festen Platz in der Hausapotheke erobert, denn sie erfüllen alle dafür notwendigen Anforderungen: Die Behandlung mit den zwölf Heilsalzen ist überschaubar und leicht zu erlernen; die Salze sind einfach in der Anwendung und noch dazu kostengünstig. Als homöopathisches Arzneimittel sind sie qualitätsgesichert nur in Apotheken erhältlich.

Wer die Schüßler-Salze anwendet, steigert sein Wohlbefinden, denn die biochemischen Mittel aktivieren unsere Selbstheilungskräfte und unsere Widerstandskraft auf natürliche Weise. Sie wirken regulierend auf Mineralstoffwechselprozesse und nehmen im Körper eine Signalfunktion wahr, die ihn zur Selbstregulation anregt. Bleiben Sie gesund – mit Schüßler-Salzen!

Maria Lohmann und Hans-Dieter Hirt

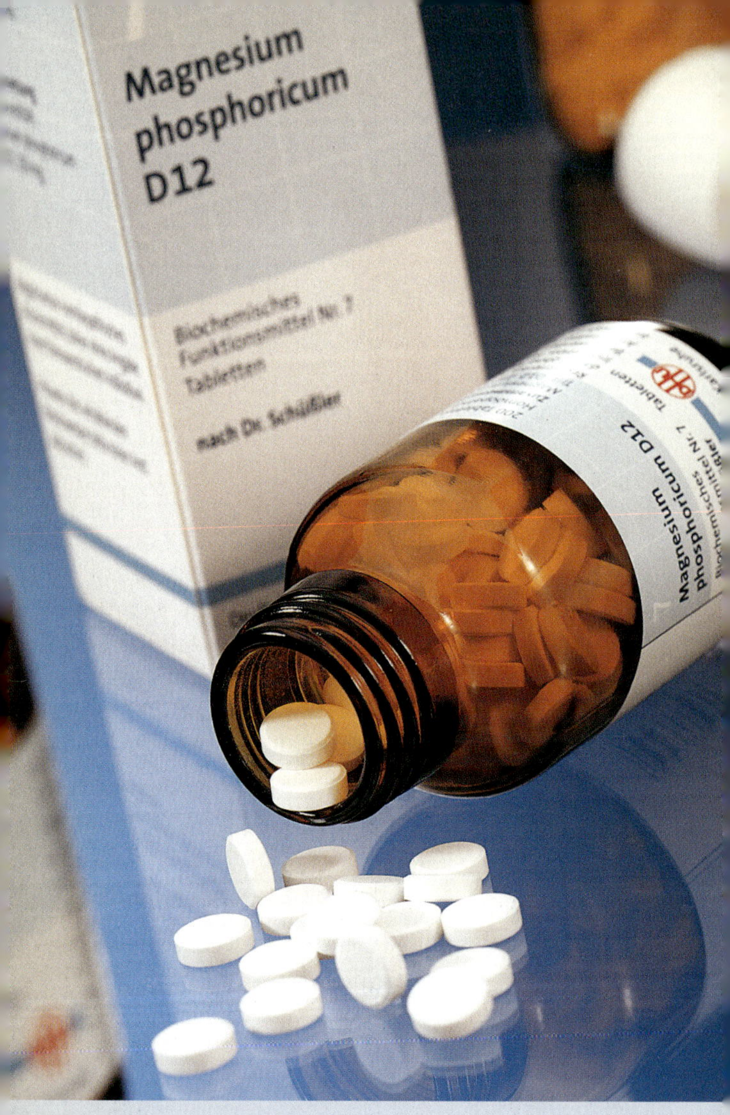

Die Biochemie nach Dr. Schüßler

Der Erfinder der biochemischen Salze, der Oldenburger Arzt Dr. Wilhelm Heinrich Schüßler (1821–1898), war zunächst ein Anhänger der Homöopathie gewesen. Nachdem aber die Zahl der homöopathischen Mittel und deren Verdünnungen immer größer und unüberschaubarer wurde, forschte Schüßler nach einer neuen Methode zur Therapie von Krankheiten, an die er zwei Anforderungen stellte: Sie sollte genauso übersichtlich wie wirksam sein.

Zwölf Mineralsalze als komplettes Heilsystem

Auf der Grundlage umfangreicher Experimente und Untersuchungen entwickelte Schüßler ein komplettes, wirkungsvolles Therapiesystem mit den zwölf wertvollsten und wichtigsten Heilsalzen. Jedes der zwölf Mineralsalze hat seine spezifische Wirkungsrichtung und seinen unverwechselbaren Charakter und kommt in den Körperzellen vor.

Schüßler ging davon aus, dass viele Erkrankungen durch ein Defizit an lebensnotwendigen Mineralstoffen oder durch eine sonstige Störung des Mineralhaushalts in den Zellen entstehen. In der überwiegenden Zahl der Fälle ist eine solche Störung nicht auf ein Defizit bei der Ernährung zurückzuführen, sondern darauf, dass der Körper aufgrund solcher Blockaden die Salze nicht so verwerten kann, wie er es eigentlich braucht.

> Dr. Schüßler nannte sein Naturheilverfahren »Biochemie« (abgeleitet aus dem Griechischen: »Chemie des Lebens«), da die im Körper vorkommenden Mineralsalze chemische Prozesse in der Zelle steuern und beeinflussen.

In späteren Jahren fanden die Nachfolger Schüßlers weitere zwölf biochemische Salze, die so genannten Ergänzungsmittel Nr. 13 bis Nr. 24 (siehe Seite 92). Sie sind noch nicht so gut erforscht, können aber ebenfalls wichtige Impulse zur Selbstheilung liefern.

Die Wirkung der Schüßler-Salze: der Impuls zur Selbstregulation

Die Mineralsalze werden dem Körper zwar durch die Nahrung zugeführt, gelangen aber oft nicht an die Stellen, wo sie gerade am nötigsten gebraucht werden. Durch ihre feinstoffliche Aufbereitung (s.u.) gelangen die Schüßler-Salze leichter in die Zellen als herkömmliche Stoffe und liefern dort den entscheidenden Impuls, d.h. es wird der Anstoß zur Selbstregulation und Selbstheilung gegeben. So helfen die Salze den Zellen, die Mineralstoffe aus der Nahrung optimal zu nutzen.

»Der Mensch ist gesund, wenn alle zwölf Lebenssalze in der richtigen Menge am richtigen Ort sind.«
Dr. Schüßler

Ein Ungleichgewicht eines oder mehrerer Salze kündigt sich oft fast unbemerkt an. Frühzeitiges Regulieren der Dysbalance durch Schüßler-Salze verhindert, dass die Beschwerden manifest werden.

Die potenzierte Heilkraft der Salze: Wenig hilft viel

Schüßler verwendete die Salze nicht auf der grobstofflichen Ebene, sondern wählte die homöopathische, feinstoffliche Aufbereitung: Dazu wird ein Teil des Urminerals mit neun Teilen Milchzucker sorgfältig verrieben. Das ergibt die Potenz D1. Nun wird von dieser D1 wiederum ein Teil mit neun Teilen Milchzucker intensiv verrieben, und man erhält die Potenz D2. So verfährt man weiter und erhält die Potenzen D3, D6 und D12, die in der Biochemie nach Dr. Schüßler vorwiegend eingesetzt werden. Noch heute werden die Tabletten nach diesem Prinzip hergestellt.

Verfeinerte Aufbereitung der Salze

Durch diese veredelte Aufbereitung gelangen die Salze viel leichter in die Zelle als herkömmliche Stoffe. Sie beheben

Störungen und Blockaden im Mineralstoffhaushalt und entfalten eine Heilwirkung, indem sie regulierenden Einfluss auf die Fehlfunktionen des Körpers nehmen. Dabei kommt es nicht auf die Menge an – der Schlüssel zur Gesundheit ist vielmehr die Art der Aufbereitung, nach dem Motto: Wenig hilft mehr. Verwendet werden die Schüßler-Salze vorwiegend in der Potenz D6. Ausnahmen sind Nr. 1 Calcium fluoratum, Nr. 3 Ferrum phosphoricum und Nr. 11 Silicea, da sie vom Körper in der höheren Potenz D12 besser aufgenommen werden (für häufigere Gaben jedoch D6 wählen).

Die Schüßler-Salze und ihre Potenzen

Nr. 1	Calcium fluoratum	D12
Nr. 2	Calcium phosphoricum	D6
Nr. 3	Ferrum phosphoricum	D12
Nr. 4	Kalium chloratum	D6
Nr. 5	Kalium phosphoricum	D6
Nr. 6	Kalium sulfuricum	D6
Nr. 7	Magnesium phosphoricum	D6
Nr. 8	Natrium chloratum	D6
Nr. 9	Natrium phosphoricum	D6
Nr. 10	Natrium sulfuricum	D6
Nr. 11	Silicea	D12
Nr. 12	Calcium sulfuricum	D6

Schüßler-Salze als »Katalysator«

Aufgabe der Schüßler-Salze ist es nicht, den normalen Grundbedarf des Körpers an Mineralien wie Kalium und Calcium zu decken. Diese Mineralstoffe müssen über die Nahrung aufgenommen werden. Die »Schüßler«, wie die Salze auch genannt werden, ebnen vielmehr den Weg, damit Mineralstoffe vom Körper optimal aufgenommen und an die richtigen Stellen geschafft werden. Ihre Wirkung ist

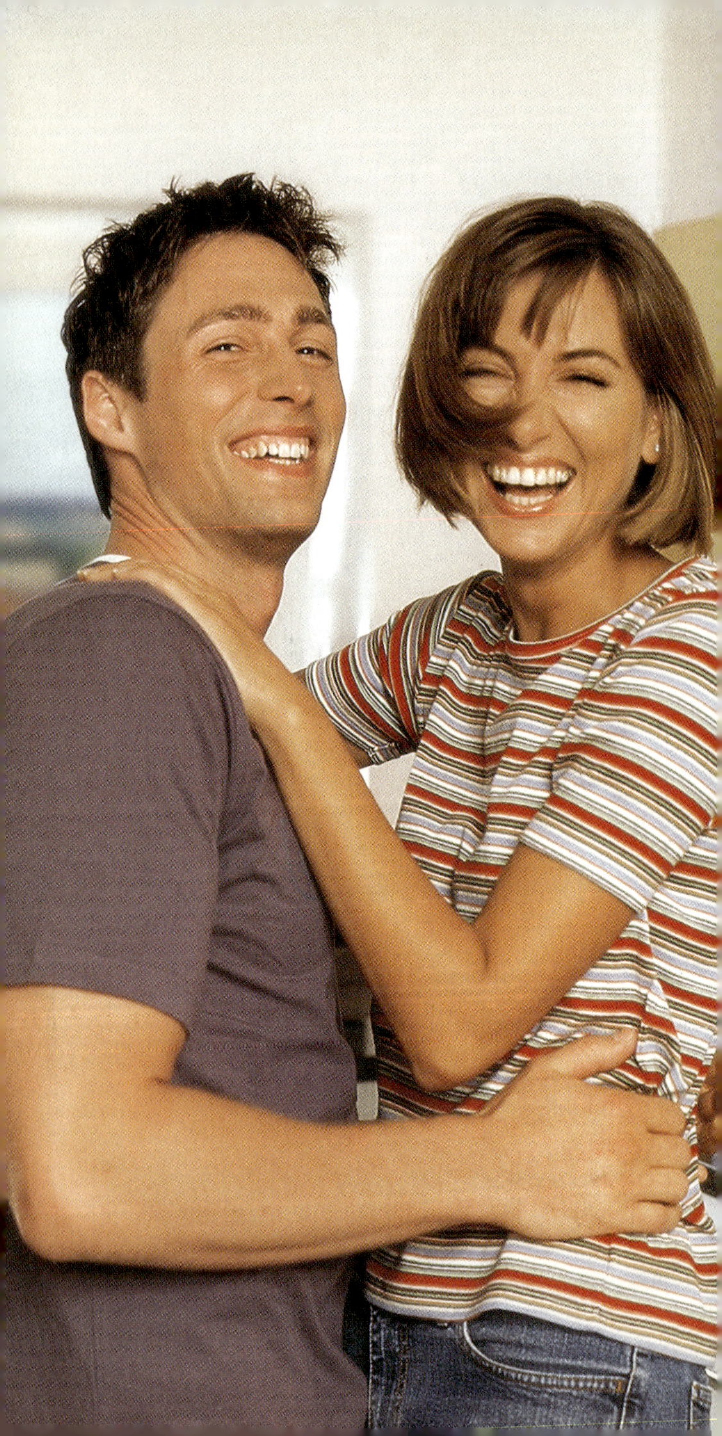

vergleichbar einem Katalysator, der den Körper befähigt, die im Essen enthaltenen Nährstoffe besser aufzunehmen.

Deshalb unser Praxistipp: Unterstützen Sie die Einnahme eines von Ihrem Behandler verordneten hoch dosierten Minerals, z.B. Kalzium oder Eisen, mit dem passenden Schüßler-Salz: Auf diese Weise können Sie beispielsweise die Verwertung und Resorption von Kalzium mit dem biochemischen Salz Calcium phosphoricum erheblich steigern. Bei Eisen und seinem entsprechenden Salz Nr. 3 Ferrum phosphoricum verhält es sich ebenso.

Tipp: Bei der Auswahl des richtigen Mittels hilft auch ein Blick ins Gesicht, denn bei dem Mangel eines Mineralsalzes treten charakteristische Veränderungen auf (siehe unter dem jeweiligen Mittel ab Seite 17).

Wie verträglich sind die Schüßler-Salze?

Schüßler-Salze sind Mineralstoffe aus der Natur, die wir jeden Tag mit der Nahrung aufnehmen und die natürlicherweise überall im Körper vorkommen. Nebenwirkungen treten daher so gut wie nie auf. Weil sie in einem homöopathischen Verfahren verdünnt werden, sind auch Überdosierungen kaum möglich. Wer keinen Milchzucker (den Basis-Trägerstoff der Salze) verträgt, kann auf Tropfen oder Globuli (teilweise erst ab D10) ausweichen.

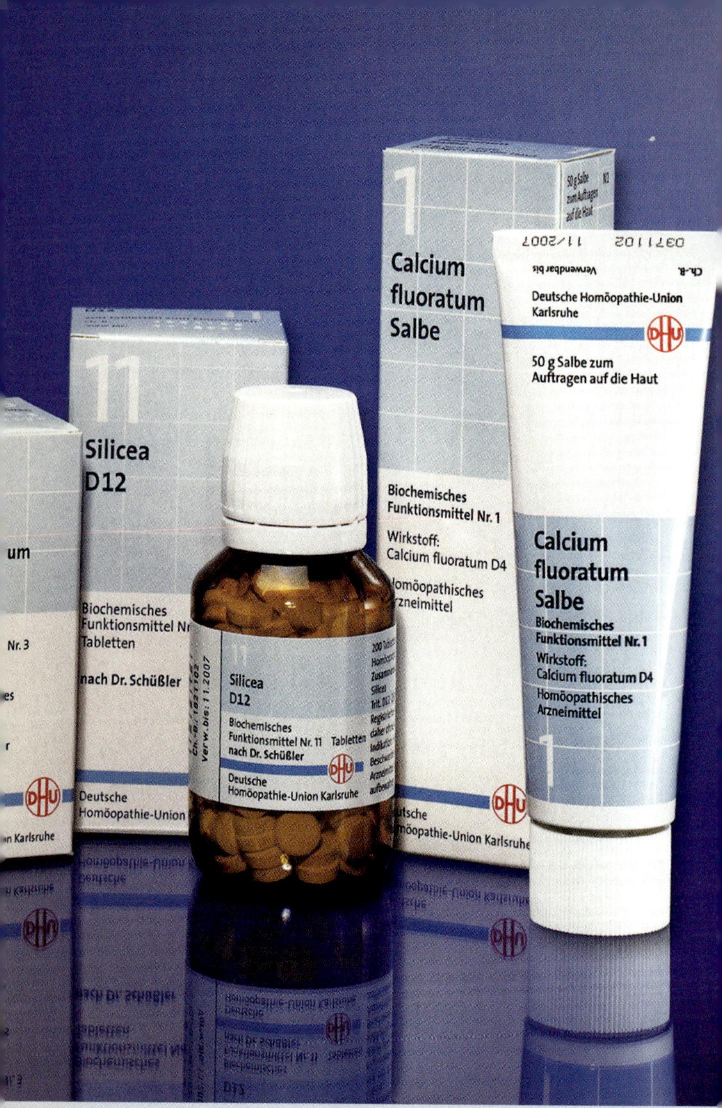

Die praktische Anwendung der Schüßler-Salze

Schüßler-Salze sind natürliche Heilmittel, die für die Selbst- wie auch für die ärztliche Behandlung geeignet sind. Sie bekommen sie, in Milchzuckertabletten gepresst oder in Form von Salben, rezeptfrei in der Apotheke. Achten Sie während der Behandlung darauf, dass Sie genug trinken – am besten zwei bis drei Liter pro Tag.

Die innere Anwendung in Tablettenform

Lassen Sie die Mineralsalz-Tabletten eine halbe Stunde vor oder nach dem Essen langsam im Mund zergehen. So können die Wirkstoffe über die Mundschleimhaut direkt in den Blutkreislauf gelangen und zu den Zellen transportiert werden. Auf keinen Fall sollten Sie die Tabletten einfach schlucken oder mit einer Flüssigkeit hinunterspülen, da sonst die Wirkung ganz aufgehoben wird. Wenn Sie jedoch mehr als vier Schüßler-Salze gleichzeitig einnehmen, können Sie sie auch in abgekochtem heißem Wasser auflösen und ganz langsam schluckweise trinken.

Schüßler-Salze als heißer Mineraldrink

Im Akutfall ist die heiße Anwendung günstig: Lösen Sie zehn Tabletten in heißem Wasser auf und rühren Sie mit einem Plastiklöffel um, bis sich die Salze ganz gelöst haben. Trinken Sie dann die noch warme Flüssigkeit in kleinen Schlucken, wobei Sie jeden Schluck einige Sekunden im Mund behalten. Rühren Sie dabei mehrmals mit einem Löffel um.

Wie werden die Tabletten dosiert?

Erwachsene nehmen in der Regel dreimal zwei Tabletten pro Tag, Kinder zwei- bis dreimal täglich eine Tablette.
Säuglinge: Solange die Mutter stillt, nimmt sie die für ihr Kind ausgewählten Salze ein; so gelangen sie über die Muttermilch zum Baby. Bei Kindern, die schon ein Fläschchen

bekommen, werden die Salze in abgekochtem Wasser aufgelöst und dem Fläschchen beigeben.
Wenn Sie mehrere Salze gleichzeitig einnehmen, stellen Sie am besten die Tagesration in einem Schälchen bereit und greifen immer wieder hinein. Das mögen auch Kinder.
Als Berufstätige füllen Sie die Tagesmischung in ein Porzellandöschen oder ein anderes geeignetes Behältnis ab, das Sie dann zur Arbeit mitnehmen.

Einnahme der Salze bei akuten Beschwerden

Bei akuten Beschwerden lassen Sie alle fünf bis zehn Minuten eine Tablette im Mund zergehen. Alternativ können Sie auch zehn Tabletten in einem Glas heißen Wasser auflösen und schluckweise trinken. Dabei sollten Sie jeden Schluck möglichst lange im Mund behalten.

Einnahme der Salze bei chronischen Beschwerden

Dreimal täglich zwei Tabletten – das ist die Formel für alle nicht akuten Beschwerden. Die Salze werden über einen längeren Zeitraum eingenommen, d.h. mindestens vier bis sechs Wochen lang. Da die Salze regulierend wirken und ohne Nebenwirkungen sind, spricht auch nichts gegen eine Einnahme über mehrere Monate bis hin zu einem Jahr.
Manchmal dauert es länger, bis eine Heilwirkung der Salze spürbar wird. Das kann mit alten, chronischen Stoffwechselbelastungen zusammenhängen, die erst Schicht für Schicht abgetragen werden müssen. Deshalb können Sie die Salze kurmäßig über einen längeren Zeitraum einnehmen (sechs Wochen bis zu einem Jahr). Nebenwirkungen sind auch bei längerer Einnahme oder in höherer Dosierung nicht zu befürchten.
Bei Dauereinnahme länger als sechs Wochen ist eine einmalige Pause pro Woche (Sonntagspause) sinnvoll, um eine Gewöhnung auszuschließen.

Die äußere Anwendung: Salben, Umschläge und Bäder

Die Schüßler-Salben unterstützen und ergänzen die Mineralsalze. Aufgrund der speziellen Aufbereitung gelangen die Wirkstoffe über die Haut schnell und direkt an ihr Ziel. Ihre Wirkung ist bei der Beschreibung der verschiedenen Anwendungsgebiete der Schüßler-Salze (Seite 17 bis 29) aufgeführt.

Immer eine Wohltat: Auflagen und Kompressen

Wenn Sie keine Salbe zu Hause haben, lösen Sie stattdessen fünf bis zehn Tabletten mit abgekochtem Wasser zu einem Brei. Diese Mischung eignet sich für Auflagen, Umschläge und Kompressen. Im Notfall werden die Tabletten einfach angefeuchtet und auf die Hautstellen aufgetragen.

Bäder mit Schüßler-Salzen

Besonders gut geeignet für Bäder sind die drei »Entgiftungssalze«: Nr. 6 Kalium sulfuricum, Nr. 9 Natrium phosphoricum sowie Nr. 10 Natrium sulfuricum. Insbesondere Kalium sulfuricum verfügt über eine starke Beziehung zur Haut. Lösen Sie 20 Tabletten im einlaufenden warmen Wasser auf. Entspannen Sie sich nun in der Badewanne und atmen Sie tief ein und aus. Der Wasserdampf ist angereichert mit feinsten Salzionen, die Ihre Lungen reinigen. In der gelösten Form nehmen Lungen und Haut die Salze besonders gut auf. Während des Badens können Sie die Haut sanft abreiben – auf diese Weise lassen sich die anfallenden Schlacken noch besser entfernen.

Dosierung: Nehmen Sie für Teilbäder wie Fuß- oder Handbäder jeweils zehn Tabletten.

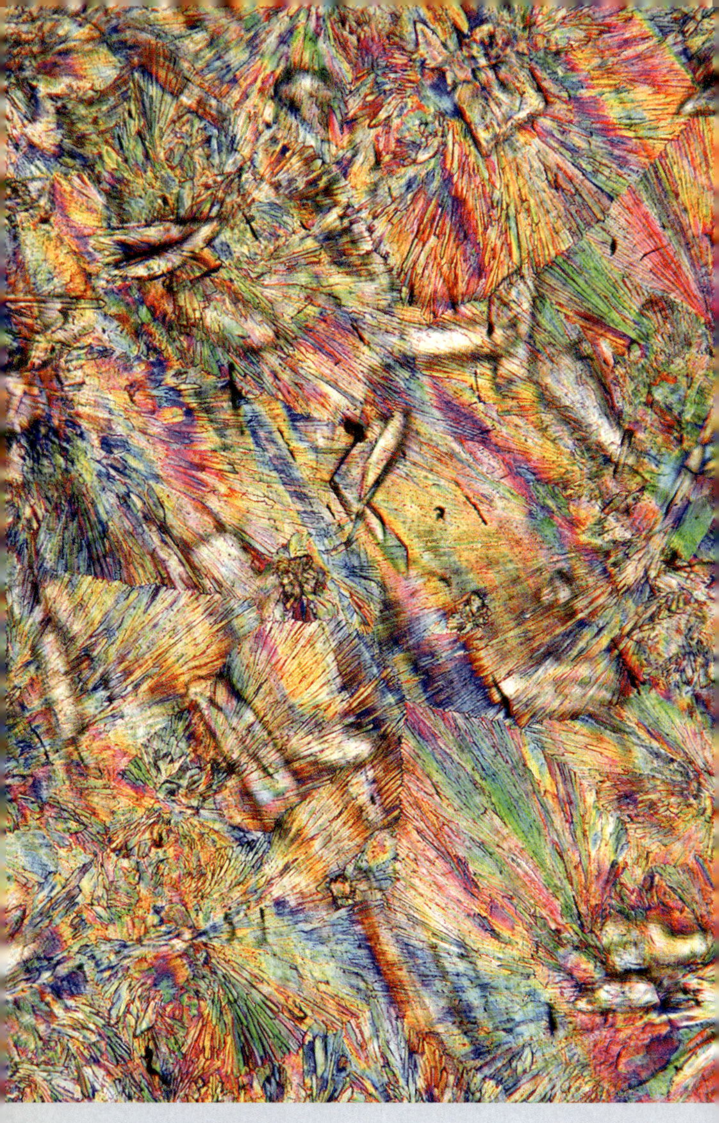

Die zwölf Schüßler-Salze im Porträt

Im Folgenden sollen Sie die verschiedenen Schüßler-Salze etwas näher kennen lernen: Ihre Wirkung auf unseren Körper, mögliche Anwendungsgebiete und Veränderungen in unserer Erscheinung, vor allem im Gesicht, die auf einen Mangel an einem bestimmten Mineralsalz schließen lassen.

Nr. 1 Calcium fluoratum

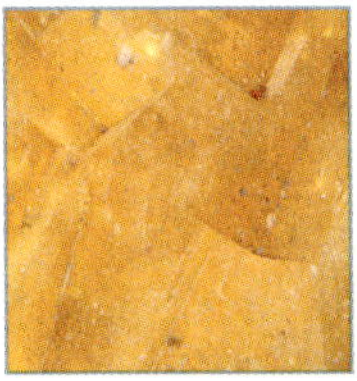

Calciumfluorid sorgt für elastisches Gewebe und verleiht gleichzeitig dem Binde- und Stützgewebe die nötige Festigkeit. Das Salz Nr. 1 dient dem Aufbau und der Kräftigung von Knochen, Zähnen und Nägeln. Es stärkt Bänder und Sehnen, das Bindegewebe und die Haut. Im Körper kommt es in hoher Konzentration in Knochen, im Zahnschmelz, im Gewebe sowie in den Sehnen und Bändern vor. Da es nur langsam wirkt, sollte es über längere Zeit genommen werden.

➤ Anwendung: bei früher Hautalterung, Falten, Bindegewebsschwäche, übermäßiger Hornhaut, Krampfadern, Gelenkbeschwerden, Schwangerschaftsstreifen, Organsenkungen, Knochen- und Zahnerkrankungen, Haltungsschwäche, Neigung zu Karies, Hämorrhoiden, verhärteten Narben; ist ein wichtiges Aufbausalz von Knochen und Zähnen bei Kindern.

➤ Besonderheiten: Wärme und Berührung bessern, Kälte und feuchtes Wetter verschlimmern die Beschwerden.

➤ Äußere Kennzeichen eines Mangels: dunkle Augenränder, Würfelfalten an den Augenlidern, Neigung zu Besenreisern und Krampfadern, schlaffe Bauchdecke, schlaffes Bindegewebe, Schwie-

Calciumfluorid ist das Mineralsalz für das Gewebe. Es ist Bau- und Betriebsstoff für den Körper und kräftigt Knochen, Zähne, Haut und Nägel.

len und Hornhaut, spröde Fingernägel, Haut gelegentlich auch pergamentartig.

➤ **Calcium-fluoratum-Salbe:** beugt Schwangerschaftsstreifen vor, mildert Fältchen, macht die Haut weich bei Hornhaut, Schrunden und Rissen, verleiht der Haut wieder mehr Spannkraft, bei Besenreisern, Krampfadern und Hämorrhoiden.

Nr. 2 Calcium phosphoricum

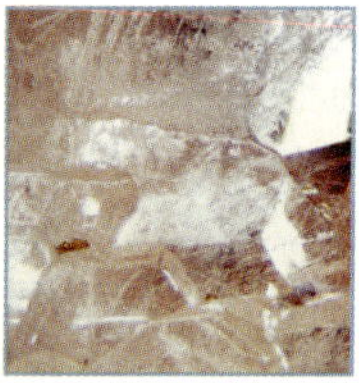

Calciumphosphat ist Hauptbestandteil der Knochen und gilt als das wichtigste Aufbaumittel der Biochemie. Es unterstützt die Zellerneuerungsprozesse von Knochen, Blut und Gewebe. Außerdem beeinflusst es den Eiweißstoffwechsel und wirkt damit kräftigend auf den Organismus. Wegen seiner beruhigenden Eigenschaften wirkt es entspannend auf Nerven und Muskulatur. Calcium phosphoricum ist in allen Zellen und im Skelett anzutreffen.

➤ **Anwendung:** bei allen Knochen- und Zahnerkrankungen, Blutarmut, rascher Ermüdbarkeit, Nervosität, Hitzewallungen, Schlafproblemen, Wetterfühligkeit; zur Osteoporosevorbeugung und Stärkung nach Schwächezuständen oder Krankheiten. Das »Knochensalz« fördert Wachstum und Entwicklung bei Kindern und hilft bei schlecht heilenden Knochenbrüchen.

Calciumphosphat ist das Mineralsalz für die Knochen sowie für Kräftigung allgemein. Es fördert die Neubildung von Zellen, stärkt die Nerven und stimuliert die Knochen- und Blutbildung.

➤ **Bitte beachten Sie:** Abends eingenommen wirkt es beruhigend und schlaffördernd, morgens hat es aktivierende Kräfte.

➤ **Besonderheiten:** Die Beschwerden verschlimmern sich in Ruhe und nachts. Wärme bessert.

➤ **Äußere Kennzeichen eines Mangels:** schlanker Körperbau, Betroffene wirken erschöpft und matt, porzellan- oder elfenbeinartige Blässe der Haut, feines Haar und feine Haut mit Pickelchen; Neigung zu Nasenbluten.

➤ **Calcium-phosphoricum-Salbe:** bei Wachstumsschmerzen der Kinder (mit Tabletteneinnahme von Nr. 2), verzögerter Knochenheilung, bei Gelenkergüssen und Lymphdrüsenschwellungen.

Nr. 3 Ferrum phosphoricum

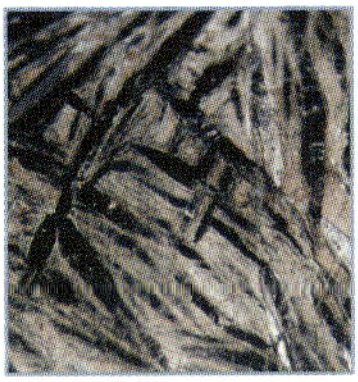

Der Körper benötigt Eisen für den Sauerstofftransport und zur Energiegewinnung. Auch das Abwehrsystem könnte ohne Eisen nicht funktionieren. Im Körper ist Eisen in allen Zellen enthalten. Besonders gut wirkt Salz Nr.3 bei allen akuten Entzündungen und plötzlichen auftretenden Erkrankungen. Wichtig ist, dass Sie es gleich zu Beginn, bei den ersten Symptomen einsetzen.

➤ **Anwendung:** Ferrum phosphoricum **(Eisenphosphat)** nimmt eine Schlüsselrolle ein bei der Bekämpfung von Entzündungen, bei plötzlich auftretenden entzündlichen und fieberhaften Erkrankungen im ersten Krankheitsstadium, Fieber bis 39 °C, Kinderkrankheiten, Atemwegsinfekten, Blutarmut, körperlicher Überanstrengung, Konzentrationsmangel, Verletzungen, Wunden, Prellungen. Hilfreich auch im Frühstadium grippaler Infekte, bei Schnittverletzungen, Wunden, Verstauchungen und Blutungen.

Eisenphosphat ist das Mineralsalz für den Energiehaushalt und das Abwehrsystem. Es wird in der Biochemie als Erste-Hilfe-Mittel und Anti-Schmerz-Salz eingesetzt.

➤ **Besonderheiten:** Die Beschwerden verschlimmern sich nachts und durch Wärme. Ruhe und kalte Anwendungen lindern sie.

➤ **Äußere Kennzeichen eines Mangels:** Stirn, Ohren und Wangen gerötet; bei chronischer Störung bläulich-schwarze Verfärbungen im Augen- und Nasenbereich, Betroffene erscheinen hohläugig, wie übernächtigt, nervös, empfindlich, geschwächt.

➤ **Ferrum-phosphoricum-Salbe:** hilft bei Quetschungen, Verstauchungen, Wunden und Blutergüssen (auch ums Auge) sowie bei juckenden Hautausschlägen.

➤ **Besonderheit:** Bei akuten Beschwerden wirkt die Nr. 3 in den Potenzen D6 und D3 besser (D3 bei milden Anämien von Kleinkindern), bei chronischen Beschwerden hingegen in der Potenz D12.

Nr. 4 Kalium chloratum

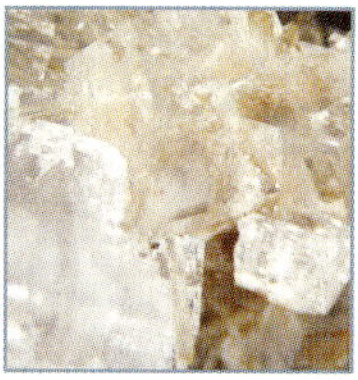

Kaliumchlorid hat eine enge Beziehung zu Stoffwechsel und den Schleimhäuten. Es wirkt regulierend auf den Eiweiß- und Kohlenhydratstoffwechsel. Zudem besitzt es entgiftende Eigenschaften, d.h. es fördert die Ausscheidung von Giften. Salz Nr. 4 ist das Mittel der Wahl bei akuten Entzündungen im zweiten Stadium (nach Ferrum phosphoricum), wenn deutliche Symptome auftreten und der Körper bereits weiße oder weißgraue Absonderungen und Sekrete produziert. Kalium ist in allen Körperzellen enthalten.

➤ **Anwendung:** bei Entzündungen und Fieber im zweiten Krankheitsstadium, Katarrh, Mandelentzündung, Lymphdrüsenschwellungen, chronischer Mittelohrentzündung, Bronchitis, Sehnenscheidenentzündung (zusammen mit Calcium fluoratum und Silicea), Stockschnupfen, Heiserkeit, Mittelohrkatarrh, Schwellung der Gelenke.

➤ **Besonderheiten:** Wärme bessert die Beschwerden, Bewegung verschlimmert sie. Fette und reichhaltige Speisen rufen Magen-Darm-Störungen hervor.

➤ **Äußere Kennzeichen eines Mangels:** Das bläulich-weiße Scheinen der unteren Augenlider ist eines der ersten Anzeichen, später auch im übrigen Gesicht lila-blass-bläuliche Verfärbungen, die Zunge ist grauweiß belegt, Sekrete der Atemwege sind dicklich weiß oder weißgrau; Lymphknotenschwellungen, Neigung zu Hautunreinheiten wegen gestörter Entgiftungsfunktion.

Kaliumchlorid ist das Mineralsalz für Stoffwechsel und Schleimhäute. Es stärkt die Schleimhautfunktion, regt Stoffwechsel- und Drüsenprozesse an, hat eine entgiftende Wirkung.

➤ **Kalium-chloratum-Salbe:** hilft bei trockenen Hautausschlägen, Kopfschuppen, mehlartigen Belägen, lindert Reizungen.

Nr. 5 Kalium phosphoricum

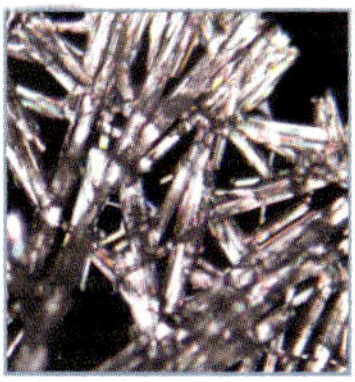

Die Hauptaufgabe von **Kaliumphosphat** ist die Kräftigung und Stärkung des Nervensystems. Salz Nr. 5 gilt als das große Nervenmittel der Biochemie und ist das Hauptmittel bei allen Erschöpfungszuständen. Es sorgt für Harmonie im vegetativen Nervensystem und bringt die beiden Gegenspieler Sympathicus und Parasympathicus in ein gesundes Gleichgewicht. Kalium ist besonders stark im Inneren der Körperzellen konzentriert und lebenswichtig für Gehirn-, Nerven- und Muskelzellen sowie das Blut.

➤ **Anwendung:** Bei allgemeiner Erschöpfung und Schwäche, auch nach Infektionskrankheiten, bei nervöser Anspannung, Reizbarkeit, Nervosität, Kopfschmerzen, Schlaflosigkeit, allgemeinen Schwächezuständen, depressiven Stimmungstiefs, Melancholie, Zaghaftigkeit, schlechtem Gedächtnis, Schlafstörungen, verschiedenen Ängsten, auch Platzangst, Apathie, Kreuzschmerzen.

➤ **Besonderheiten:** Mäßige Bewegung und Ruhe bessern

Kaliumphosphat ist das Nervensalz und Nährsalz in der Biochemie. Es ist das wirksamste Mittel bei allen Erschöpfungs- und Schwächezuständen.

die Beschwerden, Anstrengung und Kälte verschlimmern sie.

➤ **Äußerliche Kennzeichen eines Mangels:** Menschen, die Kalium phosphoricum benötigen, wirken oft ausgelaugt und müde, sehen älter aus, als sie sind. Die einfachste Aufgabe erscheint zu schwer, weil die Energiespeicher aufgebraucht sind (»Burn-out-Syndrom«). Das Gesicht wirkt aschgrau und glanzlos, insbesondere die Haut an Kinn und Augen. Ist der Kalium-phosphoricum-Haushalt gestört, treten gehäuft Hautjucken, Allergieneigung und Haarausfall auf.

➤ **Kalium-phosphoricum-Salbe:** unterstützend bei Nervenschmerzen, Muskelschwäche, kreisrundem Haarausfall.

Nr. 6 Kalium sulfuricum

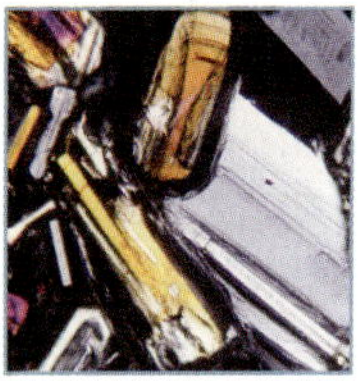

Kaliumsulfat gewährleistet die Entgiftung und Ausscheidungen des Organismus über die Haut. Es unterstützt die Leberfunktion und setzt Abfallstoffe frei. Deswegen ist es auch ein wichtiges Salz für alle Störungen, die nicht richtig an die Oberfläche kommen oder gar chronisch zu werden drohen. Kalium bringt Bewegung in stockende oder stagnierende Prozesse und schafft damit die Voraussetzung für die Ausheilung der Erkrankungen. Salz Nr. 6 ist in der Haut und in den Schleimhäuten stark vertreten. In der Biochemie nennt man die Nr. 6 auch »Salz der Oberhaut«.

➤ **Anwendung:** Salz Nr. 6 ist das Mittel im dritten Entzündungsstadium (nach Salz Nr. 3 und 4); hilft bei gelblichen Absonderungen, gelbschleimigem Schnupfen, Eiterungen, chronischen Schleimhautkatarrhen mit gelblich-schleimigen Absonderungen, Bronchitis, Nebenhöhlenerkrankungen (Sinusitis), Entzündungen, die nicht ausheilen wollen, wandernden Gelenkschmerzen, fördert den Abbau von Stoffwechselschlacken, Ausscheidungs- und Entgiftungsvorgängen.

➤ **Besonderheiten:** Die Beschwerden verschlimmern sich gegen Abend und in geschlossenen warmen Räumen. Frische, kühle Luft bessern sie.

➤ **Äußerliche Kennzeichen eines Mangels:** Die Gesichtshaut erscheint bräunlich-gelb bis ockerfarben – Zeichen für eine Leberbelastung. Neigung zu braunen Flecken, Altersflecken und Sommersprossen.

Kaliumsulfat ist das Mineralsalz für die Entgiftung und Ausscheidung sowie das Lebermittel. Bewährt bei allen chronischen Entzündungen.

➤ **Kalium-sulfuricum-Salbe:** fördert die Entgiftung über die Haut, stärkt die Leberfunktion, hilft bei trockener, brennender Haut, Lidrandentzündung

Nr. 7 Magnesium phosphoricum

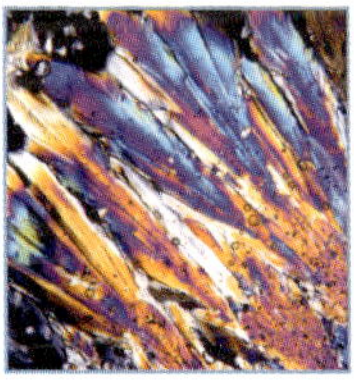

Magnesiumphosphat ist das bekannteste Schüßler-Mittel. Das hängt damit zusammen, dass die Nr. 7 als das Beruhigungs-, Nerven- und Schmerzmittel der Biochemie gilt. Magnesium phosphoricum kommt in den roten Blutkörperchen, Knochen, Muskeln und Nerven sowie im Gehirn vor.

➤ **Anwendung:** bei Krämpfen aller Art, Koliken, Schmerzen, Migräne, Neuralgien, blitzartig einschießenden Schmerzen; bewährtes Mittel gegen Stress, Migräne und schmerzhafte Menstruationsbeschwerden; Beruhigungsmittel.

➤ **Die berühmte »Heiße Sieben«:** bei Krämpfen oder Koliken (z.B. Wadenkrämpfen, Blähungskoliken) zehn Tabletten Magnesium phosphoricum in einem Glas heißen Wasser auflösen.

Magnesiumphosphat ist das Mineralsalz gegen Krämpfe jeder Art und Schmerzen; es kräftigt Muskeln und Nervengewebe.

➤ **Besonderheiten:** Alle Beschwerden werden durch Wärme und Gegendruck besser, während Kälte verschlechtert.

➤ **Äußerliche Kennzeichen eines Mangels:** Neigung zu schnellem Erröten, bei einer Störung ist das Gesicht ganz leicht von einer feinen Rötung oder einem Hauch von Rosa überzogen, besonders an den Wangen. Typisch sind zudem die hektischen roten Flecken im Bereich von Hals und Dekolleté, die bei Aufregung auftreten.

➤ **Magnesium-phosphoricum-Salbe:** hilft bei Wadenkrämpfen, Krampfzuständen, Darmkrämpfen, krampfartigen Kopfschmerzen, Hautjucken und Altershaut.

➤ **Praxistipp:** Besonders entspannend wirkt Mineralsalz Nr. 7, wenn Sie es nach 19:00 Uhr bzw. spätestens eine Stunde vor dem Schlafengehen einnehmen.

Nr. 8 Natrium chloratum

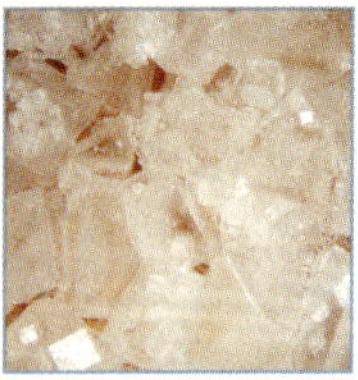

Natriumchlorid ist zuständig für den Wasserhaushalt. Es reguliert die Körperflüssigkeit sowie den Säure-Basen-Haushalt. Nr. 8 ist immer dann angezeigt, wenn an einer Stelle im Organismus ein Überfluss oder ein Mangel an Wasser vorhanden ist. Deshalb hilft es bei scheinbar gegensätzlichen Beschwerden wie trockenen Schleimhäuten (zu wenig) und Ödemen (zu viel).

Natrium befindet sich vorwiegend außerhalb der Zellen (»extrazellulär«), im Gegensatz zu Kalium, das sich überwiegend in der Zelle befindet. Natrium ist stark konzentriert im Blut, Magen, in den Nieren und Knochen.

➤ **Anwendung:** bei trockener Haut, trockener Nase, beginnendem Fließschnupfen, Schleimhautkatarrhen mit wässrigen Absonderungen wie Heuschnupfen oder Nebenhöhlenaffektionen, Gelenkbeschwerden und Rheuma (»Wenn es kracht, nimm die Nr. 8«), Kopfschmerzen und Migräne, Sodbrennen, Geruchs- und Geschmacksverlust, salziger Geschmack, Verlangen nach Salz, Lippenherpes.

➤ **Besonderheiten:** Trockenheit verschlechtert, ein Aufenthalt am Meer bessert die Beschwerden.

➤ **Äußerliche Kennzeichen eines Mangels:** Neigung zu vergrößerten Poren, das Gesicht wirkt aufgedunsen oder aufgeschwemmt. Ist der Mangel stärker ausgeprägt, ist ein Gelatineglanz zu beobachten: Unterhalb der Augen ist ein feiner Feuchtigkeitsfilm zu sehen; die Schminke verläuft.

➤ **Natrium-chloratum-Salbe:** spendet Feuchtigkeit bei trockener Haut, bekämpft Mitesser, lindert Lippenherpes.

Natriumchlorid, das Mineralsalz für den Flüssigkeitshaushalt, reguliert die Ausscheidung und den Säure-Basen-Haushalt.

Nr. 9 Natrium phosphoricum

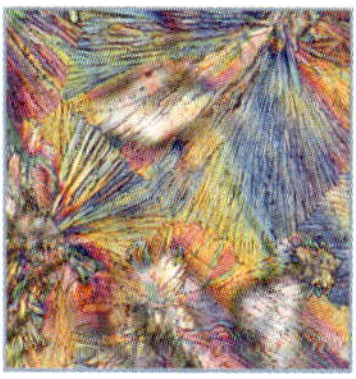

Natriumphosphat ist unentbehrlich für den Säure-Basen-Haushalt und bindet überschüssige Säure. Es beeinflusst Leber, Galle und Niere, regt die Ausscheidung saurer Substanzen an und eliminiert Stoffwechselschlacken. Es ist daher ein wichtiges Mittel bei allen Erkrankungen, die auf Stoffwechselstörungen zurückzuführen sind. Natrium phosphoricum ist in Nerven, Gehirnzellen, Muskeln, roten Blutkörperchen und im Bindegewebe vorhanden.

➤ **Anwendung:** bei saurer Stoffwechsellage, zu viel Magensäure, erhöhten Harnsäurewerten, Rheuma, nach zu fettem Essen, bei Magenübersäuerung, Sodbrennen, Rheuma und Gicht, erhöhtem Harnsäurespiegel im Blut, Ischiasbeschwerden, Drüsenschwellungen, Gallen-, Blasen- und Nierensteinen, steifem Nacken, Neuralgien, rheumatischen Erkrankungen, Fettsucht, goldgelb-cremigen Absonderungen, Mundgeruch, Störungen des Fett- und Eiweißstoffwechsels.

Natriumphosphat ist das Mineralsalz für den Säure-Basen-Haushalt und den Fett- und Eiweißstoffwechsel. Es bindet und neutralisiert Säuren, regt die Ausscheidungsorgane an.

➤ **Praxistipp:** Bei chronischen Entzündungen wird Natrium phosphoricum häufig eingesetzt, um den Körper zu entsäuern und damit im ersten Schritt Therapieblockaden aufzuheben.

➤ **Besonderheiten:** Fette Speisen, Bewegung und feuchtes kaltes Wetter verschlimmern, Reduzierung von tierischem Eiweiß und Zucker bessern das allgemeine Befinden.

➤ **Äußerliche Kennzeichen eines Mangels:** Auffallend ist die Neigung zu fettiger, glänzender Haut und Mitessern. Die Stimmung der betroffenen Personen ist oft missmutig und reizbar.

➤ **Natrium-phosphoricum-Salbe:** wirkt gegen Pickel und Mitesser, große Hautporen, ausgleichend bei fettiger Haut.

Nr. 10 Natrium sulfuricum

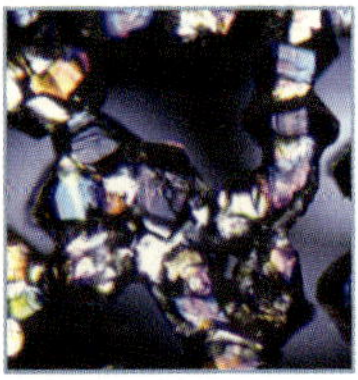

Natriumsulfat ist das biochemische Ausscheidungsmittel. Es leitet Stoffwechselschlacken und überschüssige Stoffe aus und erhöht die Blasen- und Nierentätigkeit. Es hilft dabei, überschüssiges Wasser auszuscheiden und den Organismus zu entgiften. Natriumsulfat kommt vor allem in der Gewebeflüssigkeit vor.

➤ **Anwendung:** bei Leberbeschwerden, Stoffwechselstörungen, regt den Gallenfluss an, allgemein zur Ausscheidungstherapie von Giftstoffen, Stoffwechselendprodukten, Medikamenten und Genussmitteln; nach Ernährungsfehlern, bei Wassereinlagerungen (Ödemen), Hautausschlägen, alten Wunden, rheumatischen Beschwerden, Kopfschmerzen nach Alkohol und Stress, Fettleibigkeit, unangenehm riechenden Blähungen, Blähungskoliken, morgendlichen Durchfällen.

Natriumsulfat ist das wichtigste Mineralsalz für die Ausleitung und Ausscheidung überflüssiger Stoffe. Nach einer Entgiftungskur fühlt man sich wieder besser.

➤ **Praxistipp:** Die Nr. 10 ergänzt sich gut mit Kalium sulfuricum.

➤ **Besonderheiten:** Feuchtes und kaltes Wetter verschlechtert, warme und trockene Luft lindert die Beschwerden.

➤ **Äußerliche Kennzeichen eines Mangels:** Neigung zu einer grün-gelblichen Gesichtsfarbe, dabei ist die Nase gerötet. Ist die Ausscheidungsfunktion nachhaltig gestört, macht sich das in Form von geschwollenen Augen oder Tränensäcken bemerkbar. Wer ein Ungleichgewicht im Haushalt von Salz Nr. 10 hat, ist sehr kälteempfindlich.

➤ **Natrium-sulfuricum-Salbe:** hilfreich bei Hühneraugen und Hautpilzen.

Salz Nr. 11 Silicea

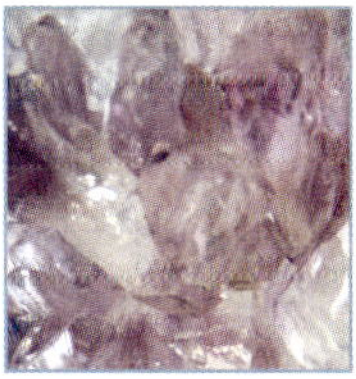

Kieselsäure ist das Salz für das Bindegewebe, es verleiht dem Gewebe Halt, Stabilität und Widerstandskraft. Ebenso ist es für den Aufbau von Haut, Haaren und Nägeln unentbehrlich. Es gilt auch als das Salz der Bänder und Sehnen. Als Katalysator des Gesamtstoffwechsels hat es eine übergeordnete Funktion. Silicea befindet sich in allen Körperzellen.

Kieselsäure ist das Mineralsalz für das Bindegewebe. Gilt als Schönheitssalz für Haut, Haare, Nägel und festes Gewebe.

➤ **Anwendung:** als Kosmetikum für Haut, Haare und Nägel, bei Haarausfall, Hautjucken, Bindegewebsschwäche, Erkrankungen der Nägel und Haare, akuten und chronischen Entzündungen mit Eiterungen, Gerstenkörnern, Furunkeln, Karbunkeln, Abszessen, Schlafstörungen, Bindehautentzündung, Harnsäureüberschuss, Neigung zu Erkältungen, chronischen Nebenhöhlenbeschwerden.

➤ **Besonderheiten:** Wärme und warmes Einhüllen bessern die Beschwerden, unter Kälte und in der Nacht verschlimmern sie sich.

➤ **Äußerliche Kennzeichen eines Mangels:** zarte, blasse Haut, Neigung zu frühzeitiger Hautalterung, Krähenfüße, seidiger Glanz der Gesichtshaut, das Gesicht wirkt oft puppenartig und klein, Störungen des Nagel- und Hautwachstums. Verzagtheit und Niedergeschlagenheit, nervliche Instabilität, Überempfindlichkeit und Zerstreutheit.

➤ **Silicea-Salbe:** Schönheitscreme und kosmetische Salbe für Haut und Bindegewebe, gegen vorzeitige Faltenbildung und Schwangerschaftsstreifen, kräftigt das Bindegewebe.

Nr. 12 Calcium sulfuricum

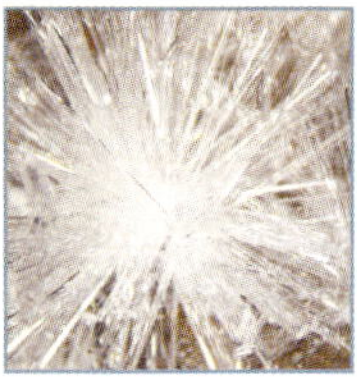

Nach längerer Beobachtung hatte Dr. Schüßler das Salz Nr. 12 **Calciumsulfat** in seiner Biochemie-Therapie weggelassen. Jahrzehntelange Studien führten dann aber zu dem Ergebnis, dass erst mit Calcium sulfuricum die Schüßler-Salze komplett abgerundet sind. Verzichten möchte heute niemand mehr darauf, auch deswegen, weil Calcium sulfuricum die Fähigkeit besitzt, die Wirkung der anderen elf Salze zu potenzieren.

Calciumsulfat findet sich in Leber, Galle, Knorpel, Herz, Gehirn, Milz und Muskeln. Besonderes Kennzeichen: Es wirkt reinigend auf die Schleimhäute. Außerdem regt es den Stoffwechsel an und unterstützt das Wachstum neuer Zellen.

➤ **Anwendung:** Umstimmungswirkung bei allen eitrigen Prozessen, bei Augenentzündungen, aufgeschnittenen oder aufgebrochenen Abszessen, Rheuma, Magenerkrankungen, schlecht heilenden Wunden, Gelenkerkrankungen, Lebererkrankungen, Pusteln auf dem Gesicht.

➤ **Besonderheiten:** Essen bessert alle Beschwerden, Berührung verschlechtert sie.

Calciumsulfat ist das Mineralsalz zur Reinigung und Anregung des Stoffwechsels. Nr. 12 Calcium sulfuricum unterstützt wie auch Silicea die Bildung von Bindegewebe.

➤ **Äußerliche Kennzeichen eines Mangels:** Besteht die Störung seit längerem, lässt sich eine alabasterweiße Haut beobachten, die an den Farbton von Gips erinnert. Typisch ist auch die Entwicklung von Pigmentflecken mit zunehmendem Alter.

Schüßler-Hausapotheke für akute Beschwerden

Bei akuten Beschwerden wirken Schüßler-Salze am besten, wenn sie häufig eingenommen werden, etwa eine Tablette alle paar Minuten, viertel- oder halbstündlich im Mund zergehen lassen. Folgende Salze eignen sich dafür:

➤ Magnesium phosphoricum: Krampfartige Beschwerden, Schmerzen

➤ Ferrum phosphoricum: Zu Beginn einer Erkältung, bei Infektanfälligkeit und kleineren Verletzungen

➤ Kalium chloratum: Bei Schleimhautkatarrhen und bereits »blühender« Erkältung

➤ Natrium chloratum: Bei Schwellungen, auch durch Insektenstiche, wässrigem Schnupfen, Durchfall, tränenden oder trockenen Augen, Ausschlag mit wässrigen Bläschen, Herpes

➤ Natrium phosphoricum: Bei Verdauungsbeschwerden (auch bei Kleinkindern), zur unterstützenden (nie alleinigen!) Behandlung bei Asthma, bei Akne (durch Ernährungsfehler)

Die zwölf Basis-Salze in der Übersicht

Mineralsalz	Wirkung
1. Calcium fluoratum D12	Das Mineralsalz für elastisches Gewebe – festigt Bindegewebe, Knochen, Zähne
2. Calcium phosphoricum D6	Das Mineralsalz für Aufbau und Kräftigung – fördert die Neubildung von Zellen, Bezug zu Knochen und Nerven
3. Ferrum phosphoricum D12	Das Mineralsalz für das Abwehrsystem und für Energie – transportiert Sauerstoff in die Zellen, wehrt Infekte ab
4. Kalium chloratum D6	Das Mineralsalz für Stoffwechsel und Schleimhaut – regt Stoffwechsel und Drüsen an, entgiftende Wirkung
5. Kalium phosphoricum D6	Das Mineralsalz für Nerven, Psyche und Muskeln – hilft bei körperlicher und seelischer Belastung, »Nervensalz«
6. Kalium sulfuricum D6	Das Mineralsalz für Ausscheidung und Entgiftung – unterstützt die Leber, setzt Schlackenstoffe frei
7. Magnesium phosphoricum D6	Das Mineralsalz gegen Krämpfe und Schmerzen – stärkt Muskeln und Nerven, entspannt

Mineralsalz	Wirkung
8. Natrium chloratum D6	Das Mineralsalz für den Flüssigkeitshaushalt – reguliert die Ausscheidung, schützt vor trockener Haut
9. Natrium phosphoricum D6	Das Mineralsalz für den Säure-Basen-Haushalt, neutralisiert Säuren
10. Natrium sulfuricum D6	Das Mineralsalz für Ausleitung und Ausscheidung – regt Leber, Galle, Darm und Nieren an
11. Silicea D12	Das Mineralsalz für Haare, Haut und Nägel – stärkt das Bindegewebe, »Schönheitssalz«
12. Calcium sulfuricum D6	Das Mineralsalz für Reinigung und Regeneration – hemmt Entzündungen, regt den Stoffwechsel an

Die zwölf Salze und ihre Beziehung zu Organen

Organ	Salz
Bänder und Sehnen	Calcium fluoratum
Bindegewebe	Calcium fluoratum, Silicea
Blutgefäße	Calcium fluoratum
Darm	Natrium sulfuricum
Gelenke	Calcium sulfuricum, Silicea, Calcium phosphoricum
Haare	Silicea
Haut	Calcium fluoratum, Silicea, Natrium chloratum, Kalium sulfuricum
Immunsystem	Ferrum phosphoricum
Knochen	Calcium phosphoricum Calcium fluoratum Silicea
Leber	Kalium sulfuricum, Natrium sulfuricum
Magen	Natrium sulfuricum
Muskeln	Magnesium phosphoricum, Kalium phosphoricum
Nägel	Silicea
Niere	Natrium phosphoricum
Nerven und Psyche	Kalium phosphoricum
Schleimhäute	Kalium chloratum, Natrium chloratum
Stoffwechsel	Natrium phosphoricum
Venen	Calcium fluoratum
Zähne	Calcium fluoratum, Calcium phosphoricum

Bezugsquellen für Schüßler-Salze – die Qualität entscheidet

Hersteller von Mineralsalzen gibt es inzwischen viele. Doch die Qualitätsunterschiede sind beträchtlich und Sie sollten beim Kauf darauf achten.
Zum einen sind nicht alle Salze, die auf dem Markt angeboten werden, entsprechend Schüßlers Vorgaben potenziert. Zum anderen handelt es sich in manchen Fällen um Quellsalze, die neben dem Mineralsalz meist auch noch andere Bestandteile enthalten.

Welche Salze werden nach den Vorgaben Dr. Schüßlers hergestellt?

Die Mineralsalze von Anbietern wie der Deutschen Homöopathie-Union (DHU) oder der Firma ISO-Arzneimittel werden in langjähriger Tradition nach den Vorgaben Dr. Schüßlers hergestellt. Die zwölf Funktionsmittel Nr. 1 bis Nr. 12 beider Hersteller sind in drei Potenzen (D3, D6, D12) lieferbar und erlauben somit dem Fortgeschrittenen eine individuelle Auswahl. Darüber hinaus schmecken sie angenehm und sind auch in heißem Wasser gut löslich, was insbesondere bei der Anwendung der »Heißen Sieben« wichtig ist. Bei allen Präparaten handelt es sich ausschließlich um apothekenpflichtige Arzneimittel. Ein komplettes Set der Schüßler Lebenssalze, mit denen wir die besten therapeutischen Erfahrungen sammeln konnten, bietet beispielsweise die DHU an.

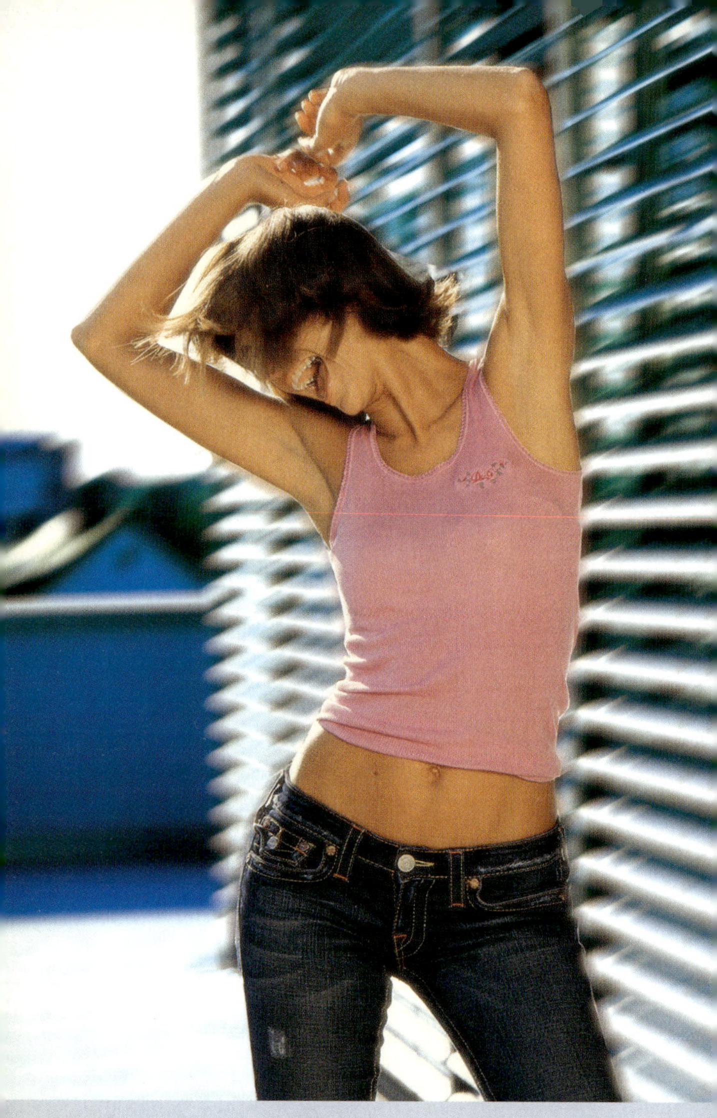

Schnelle Hilfe bei Beschwerden von A bis Z

Ob Sie an einer Erkältung leiden, Kopfschmerzen, Stoffwechselprobleme oder Gelenkbeschwerden haben – die Schüßler-Salze sind Multitalente, die sehr vielseitig einsetzbar sind. Aber bitte beachten Sie, dass die in diesem Buch genannten Informationen und Tipps eine ärztliche Behandlung nicht ersetzen können.

Abgeschlagenheit

Abgeschlagenheit nach körperlicher Anstrengung oder durch unzureichende Sauerstoffversorgung tritt im Zusammenhang mit einem Defizit im Ferrum-phosphoricum-Haushalt auf.

Fühlen Sie sich allgemein abgeschlagen, sollten Sie Natrium sulfuricum D6 einnehmen. Wenn Sie dagegen nach einer Krankheit nicht mehr richtig auf die Beine kommen, sollten Sie das Schüßler-Salz Kalium phosphoricum wählen.

Abwehrschwäche

Wenn Sie sich ständig mit Erkältungen und anderen Infekten herumschlagen, ist eine Stärkung des Immunsystems wichtig. Positiv wirkt die Sechs-Wochen-Immunkur:

- Morgens 2 Tabletten Ferrum phosphoricum
- Mittags 2 Tabletten Kalium sulfuricum
- Vor dem Schlafengehen 2 Tabletten Silicea
- Kinder nehmen 3-mal 1 Tablette pro Tag.

Aggressive Stimmung

Wer sich schon bei Kleinigkeiten aufregt und unangemessen gereizt reagiert, könnte ein Problem im Stoffwechselbereich haben, denn eine Übersäuerung des Organismus beeinflusst auch die Stimmungslage. Aggressionen treten oft gleichzeitig mit depressiven Verstimmungen (siehe Seite 47) auf. Regulieren Sie den Säure-Basen-Haushalt mit Natrium phosphoricum. Wer aufbrausend ist, kann mit Unterstützung von Natrium sulfuricum seine Reaktionen mildern.

Akne, Pickel und unreine Haut

Akne tritt häufig während der Pubertät auf – bedingt durch hormonelle oder genetische Faktoren. Schüßler-Salze können hier unterstützend eingesetzt werden.

- Bei fettiger Haut an Stirn, Rücken und Nacken hilft Nr. 9 Natrium phosphoricum als Salz, täglich 6 bis 8 Tabletten über mindestens 6 Monate sowie äußerlich als Salbe, über Nacht hauchdünn aufgetragen
- Bei stark entzündlichen, eitrigen Pusteln: Silicea in Kombination mit Natrium sulfuricum
- Bei Neigung zu Pickeln, Mitessern und fettiger Haut: Natrium phosphoricum D6
- Bekämpft Mitesser: Natrium chloratum D6

(siehe auch Hautprobleme, Hautausschläge, Seite 60 ff.)

Allergien

Allergien sind auf dem Vormarsch. Häufige Auslöser sind neben Pollen (siehe Heuschnupfen, Seite 64) vor allem Nahrungsmittel und Tierhaare. Schüßler-Salze können hier begleitend eingesetzt werden. Bei einer Neigung zu Allergien ist Kalium phosphoricum angezeigt. Leicht antiallergisch wirkt Magnesium phosphoricum.

- Ergänzungsmittel: Manganum sulfuricum Nr. 17

Altern, frühzeitiges, und Alterung der Haut

Menschen mit einem Mangel an Kalium phosphoricum wirken müde und ausgelaugt. Oftmals wirken sie älter, als sie tatsächlich sind. Auch das Haar ergraut früh. Eine mehrmonatige Kur mit dem Schüßler-Salz Nr. 5 füllt Ihre Energietanks wieder auf. Bei Altersflecken ist Kalium sulfuricum zu empfehlen.

Angstgefühl, Ängstlichkeit

Leichtere Gefühle von Angst, die eine erklärbare Ursache (beispielsweise Prüfungen) haben, eignen sich für die

Selbstbehandlung. Dauert die Angst an oder wird sie eventuell sogar stärker, sollten Sie einen Arzt aufsuchen.

- Wenn viele kleine und größere Ängste das Leben bestimmen: Calcium phosphoricum
- Bei Angstgefühl mit Herzklopfen, Angst vor neuen Aufgaben, auch Platzangst: Kalium phosphoricum
- Bei Angstgefühl mit flacher Atmung: Kalium sulfuricum
- Bei Ängstlichkeit und Schreckhaftigkeit: Silicea
- Wenn Sie Angst haben, verletzt zu werden: Natrium chloratum
- Bei Lampenfieber, Prüfungsangst: Magnesium phosphoricum

Praxistipp: Silicea ist für diejenigen passend, die den öffentlichen Auftritt scheuen, die sich zwar gut vorbereitet haben, sich dann in der mündlichen Prüfung aber nichts zu sagen trauen.

Prüfungsvorbereitung mit Schüßler-Salzen

Nehmen Sie am Vortag abends Magnesium phosphoricum als »Heiße Sieben«. Am Prüfungsmorgen ist ein Mineralcocktail aus 5 Tabletten Kalium phosphoricum und 5 Tabletten Magnesium phosphoricum sinnvoll, am besten eine halbe Stunde vor dem Frühstück und gegebenenfalls noch einmal vor der Prüfung.

Anspannung

Ein Ungleichgewicht im Mineralhaushalt kann dafür verantwortlich sein, wenn Sie sich innerlich permanent angespannt fühlen. Geben Sie dem Körper die Salze, die ihm fehlen.

- Bei nervöser Anspannung als Folge leerer Energiespeicher: Kalium phosphoricum
- Bei stressbedingter Anspannung: der Mineraldrink »Heiße Sieben« (Magnesium phosphoricum)

- Wenn Sie nicht mehr abschalten können: Heißer Mineraldrink mit je 5 Tabletten Magnesium phosphoricum und Calcium phosphoricum

Antriebsschwäche

Gründe gibt es viele: Energiemangel, Mineral- oder Schlafdefizite. Um morgens in Schwung zu kommen, bereiten Sie sich eine halbe Stunde vor oder nach dem Frühstück einen heißen Mineraldrink mit Kalium phosphoricum (10 Tabletten auf ein Glas heißes Wasser) zu, den Sie schluckweise trinken. Bei Bedarf bis zu 3-mal täglich einnehmen.

Aphthen

Bei schmerzhaften entzündlichen Veränderungen der Mundschleimhaut, ausgelöst durch Virusinfekte, Abwehrschwäche oder auch Verdauungsstörungen, ist Ferrum phosphoricum das erste Mittel. Nehmen Sie es im Wechsel mit Kalium chloratum, wenn ein weißer oder weißgrauer Belag in der Mundschleimhaut zu sehen ist.

Praxistipp: Behalten Sie die Tablette so lange wie möglich im Mund, nehmen Sie immer wieder eine Tablette, sodass die Schleimhaut mindestens 15 Minuten ununterbrochen in Kontakt mit dem Schüßler-Salz bleibt.

Appetitlosigkeit

Vorübergehende Appetitlosigkeit kann mit Infekten, Stress oder einer Magen-Darm-Störung zusammenhängen und ist in der Regel kein Grund zur Beunruhigung. Bei anhaltender Appetitlosigkeit und Gewichtsverlust ist eine ärztliche Untersuchung ratsam.

- Bei Appetitlosigkeit aus Nervosität: Kalium phosphoricum
- Bei Appetitlosigkeit bei Übersäuerung: Natrium phosphoricum

➤ Bei Appetitlosigkeit bei allgemeiner Schwäche, Mangel an Magensaft: Calcium phosphoricum

Das Salz Natrium chloratum, eine halbe bis eine Stunde vor dem Essen eingenommen, regt allgemein die Magen-Darmfunktion und die Verdauung an.

Arthrose

Da es sich um einen Abnutzungsprozess der Gelenke handelt, ist eine länger andauernde Einnahme der biochemischen Mittel erforderlich. Schüßler-Salze, die eine enge Beziehung zum Gelenkstoffwechsel besitzen, sind Natrium chloratum, Calcium fluoratum und Silicea; nehmen Sie diese Salze am besten im Wechsel ein. (Siehe auch Gelenkbeschwerden, Seite 56.)

Aufregung

Gehören Sie auch zu den Menschen, die auf ungewohnte Situationen (Vorträge, Vorstellungsgespräch etc.) mit heller Aufregung reagieren? Fangen Sie schon eine Woche vor der zu erwartenden Situation mit der Einnahme von Calcium phosphoricum an, 6 bis 8 Tabletten täglich, und Sie werden gelassener. Bei akuten Erregungszuständen ist Magnesium phosphoricum das Erste-Hilfe-Mittel.

Aufstoßen

Gegen Aufstoßen mit bitterem Beigeschmack hilft Natrium sulfuricum, gegen saures Aufstoßen nach fettreichem Essen besser Natrium phosphoricum. Meistens besteht zusätzlich eine Verteilungsstörung von Natrium chloratum.

➤ Bei Aufstoßen und Sodbrennen: Calcium phosphoricum

➤ Bei Aufstoßen von Luft und Blähungen: Magnesium phosphoricum und Natrium chloratum

Wer zu häufigem Aufstoßen neigt, sollte eine mehrwöchige Kur mit Natrium phosphoricum, 3-mal täglich 2 Tabletten, durchführen.

Augenbeschwerden

Von unseren Sinnesorganen sind unsere Augen besonders stark beansprucht, weil sie die Mehrzahl aller Sinneseindrücke an das Gehirn weiterleiten. Lassen Sie Augenbeschwerden ärztlich abklären.

Zu den Augen haben die Salze Natrium chloratum und Silicea eine besonders enge Beziehung.

Nehmen Sie bei empfindlichen, überanstrengten Augen, etwa durch Computerarbeit, Silicea und Natrium chloratum zu sich.

- Gerötete Bindehaut: Ferrum phosphoricum
- Bei trockenen Augen: Natrium chloratum
- Wenn Ihre Augen brennen: Natrium chloratum
- Bei juckenden Augen: Magnesium phosphoricum
- Übermäßiger Tränenfluss: Natrium chloratum
- Wenn Ihre Augen lichtempfindlich sind: Silicea

Bänder- und Sehnen-Erkrankungen

Bänder verbinden die Knochen direkt miteinander. Wie eine Art Sicherheitsgurt schützen sie das Gelenk vor schädlichen Bewegungen. Sehnen stellen die Verbindung zwischen Muskeln und Knochen her. An stark beanspruchten Stellen, wie an der Hand, liegen die Sehnen zum Schutz in den Sehnenscheiden. Bänder und Sehnen bestehen aus festem Bindegewebe. Sie lassen sich kräftigen mit Calcium fluoratum und Silicea (mindestens 6 Monate einnehmen).

Nehmen Sie bei Sehnenverhärtung ebenfalls Calcium fluroratum und Silicea. Bei Bänderverletzungen oder kleineren Sportunfällen ist Ferrum phosphoricum das Erste-Hilfe-Mittel: alle 5 Minuten eine Tablette (D6).

Bei Sehnenscheidenentzündung wird zusätzlich Kalium chloratum als Salz und Salbe empfohlen.

(Siehe auch Tennisellenbogen, Seite 82.)

Achten Sie bei der Arbeit und beim Sport darauf, dass Sie Ihre Bänder und Sehnen nicht überlasten.

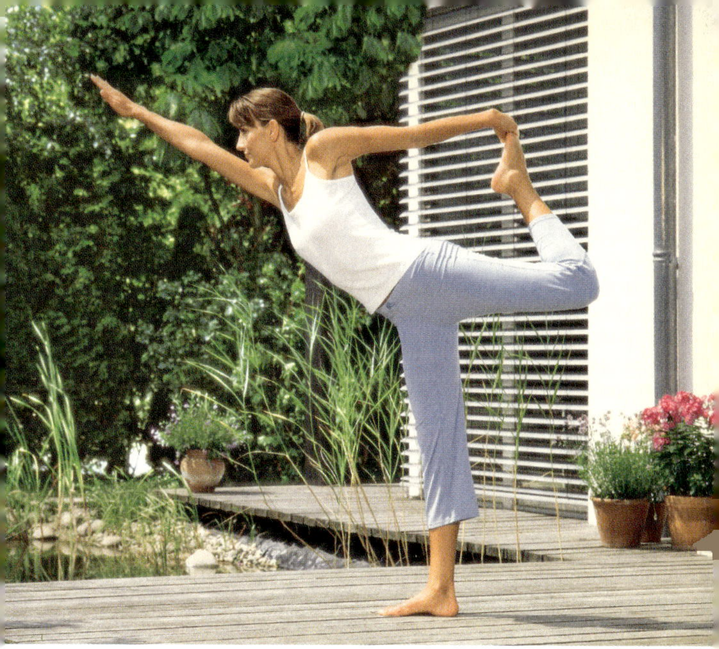

Bauchschmerzen

Vorübergehendes Bauchweh oder Druckgefühl im Bauchraum sind meist harmlos. Dauern die Beschwerden jedoch an, muss die Ursache von einem Arzt geklärt werden.

- Druckgefühl im Oberbauch mit Blähungen: Kalium sulfuricum
- Bauchkrämpfe der Säuglinge: Magnesium phosphoricum innerlich und als Salbe
- Krampfartige Bauchschmerzen, Regelkrämpfe: Magnesium phosphoricum, als »Heiße Sieben«
- Schneidende Bauchschmerzen: Natrium sulfuricum

(Siehe auch Schmerzen, Seite 78 f.)

Beine, geschwollene

Nach längerem Stehen oder im Sommer schwellen schnell einmal die Beine an – ein Zeichen für geschwächte Venen. Das passende Salz für die Venen ist Calcium fluoratum in Tablettenform und als Salbe. Nehmen Sie es über einen längeren Zeitraum. Ideal in Kombination mit Silicea und kalten Güssen.

Beschwerden, die immer zur gleichen Uhrzeit auftreten

Die Schüßler-Salze haben einen Bezug zu bestimmten Uhrzeiten, abgeleitet von der chinesischen Organuhr. Treten Beschwerden immer zur gleichen Zeit auf, empfiehlt sich eine Kur mit dem entsprechenden Salz (6 Tabletten täglich) über mehrere Wochen.

Uhrzeit	Schüßler-Salz	Organbezug
5 bis 7 Uhr	Kalium chloratum	Dickdarm
7 bis 9 Uhr	Calcium sulfuricum	Magen
9 bis 11 Uhr	Natrium sulfuricum	Milz-Pankreas
11 bis 13 Uhr	Ferrum phosphoricum	Herz
13 bis 15 Uhr	Kalium phosphoricum	Dünndarm
15 bis 17 Uhr	Magnesium phosphoricum	Blase
17 bis 19 Uhr	Natrium chloratum	Niere
19 bis 21 Uhr	Natrium phosphoricum	Kreislauf
21 bis 23 Uhr	Calcium fluoratum	Drei-Erwärmer
23 bis 1 Uhr	Calcium phosphoricum	Galle
1 bis 3 Uhr	Kalium sulfuricum	Leber
3 bis 5 Uhr	Silicea	Lunge

Besenreiser

Ein Mangel an Calcium fluoratum führt zu einem Elastizitätsverlust der Venen. Äußerlich zeigt sich das in Form von Besenreisern und Krampfadern: Stärken Sie Ihre Gefäße mit einer längeren Einnahme der Salze Calcium fluoratum, Silicea und der Salbe Nr. 1 Calcium fluoratum.

Bindegewebsschwäche

Salz Nr. 1 Calcium fluoratum ist das Hauptmittel bei konstitutioneller Bindegewebsschwäche, Kreuzschmerzen und Neigung zu Organsenkungen. Silicea festigt ebenfalls das

Bindegewebe. Kur zur Bindegewebsstärkung: Nehmen Sie Calcium fluoratum mit Silicea im Wechsel ein, über mehrere Monate täglich 6 bis 8 Tabletten.

Bindehautentzündung

Bei einem Bindehautkatarrh ist Ferrum phosphoricum das erste Salz. Es gilt als das Schlüsselmittel bei Entzündungen. Als Reinigungssalz kommt auch Calcium sulfuricum in Frage.
Sind Ihre Augen zu trocken oder zu feucht, wirkt Natrium chloratum regulierend. Sie können es mit Ferrum phosphoricum im Wechsel einnehmen.

Blasenentzündung

Erstes Anzeichen einer Blasenentzündung ist häufig ein plötzlich verstärkter Harndrang. Lassen Sie alle 5 Minuten eine Tablette Ferrum phosphoricum im Mund zergehen (oder trinken Sie einen Mineraldrink mit 10 Tabletten) als Erste-Hilfe-Mittel. Nehmen Sie viel Flüssigkeit zu sich, um die Blase zu spülen.
Nehmen Sie bei brennenden Beschwerden Natrium chloratum ein. Bei wiederkehrenden Entzündungen ist eine Kur mit Natrium phosphoricum zu empfehlen.

Bei einer Blasenentzündung ist es besonders wichtig, möglichst viel zu trinken!

Blutarmut

Schüßler-Salze können eine Blutarmut nicht beheben, sind aber unterstützend sinnvoll. Das dritte Salz Ferrum phosphoricum ist dabei das Mittel der Wahl, insbesondere wenn Sie sich schwach fühlen, blass sind, möglicherweise sogar Augenschatten haben.
Dosierung: 3-mal täglich 2 Tabletten über einen längeren Zeitraum. Nehmen Sie außerdem zusätzlich Nr. 2 Calcium phosphoricum, weil es die Blutbildung fördert.

Blutdruck, erhöhter (Hypertonie)

Ab Werten von über 140/90 mmHg spricht man von Bluthochdruck. Er sollte ärztlich behandelt werden.
Leicht erhöhter Blutdruck lässt sich senken mit der Kombination Magnesium 300 mg täglich als reinem Mineralstoff gemeinsam mit Magnesium phosphoricum als biochemischem Katalysator. Calcium phosphoricum wirkt bei erhöhtem Blutdruck im Zusammenhang mit Arteriosklerose.

Blutdruck, niedriger (Hypotonie)

Niedriger Blutdruck (meist anlagebedingt) hat eigentlich keinen Krankheitswert, kann aber lästig sein, weil man unter Müdigkeit oder Konzentrationsschwäche leidet.
Nehmen Sie zur Kräftigung und um die Blutbildung zu unterstützen Calcium phosphoricum D6.
Wenn niedriger Blutdruck mit Sauerstoffmangel, Blutarmut, Schwäche und Kraftlosigkeit einhergeht, ist Ferrum phosphoricum das geeignete Mittel.

Bluterguss, blaue Flecken

Zeigen sich bei Ihnen ganz schnell blaue Flecken schon nach leichten Stößen an die Tischkante oder an den Stuhl? Das ist ein typisches Zeichen für einen gestörten Silicea-Stoffwechsel. Das Gleiche gilt auch für Blutergüsse, die nur langsam resorbiert werden. Hier ist ebenfalls Silicea richtig.
Bei Blutergüssen nach kleineren Verletzungen oder Sportunfällen empfehlen wir Ferrum phosphoricum als Salz und als Salbe, auch in Augenumgebung anwendbar.

Bronchitis

Eine Entzündung der Bronchialschleimhaut wird meist durch Viren oder Bakterien, aber auch durch äußere Faktoren wie Rauchen hervorgerufen. Typische Beschwerden im Rahmen eines grippalen Infekts sind Husten, Schleimauswurf oder auch erhöhte Temperatur.

- Erstes Mittel im Anfangsstadium: Ferrum phosphoricum
- Bei Bronchitis mit dicklichem weißem oder weißgrauem Sekret und Verschleimung empfiehlt sich Kalium chloratum
- Bei gelblich-schleimigem Sekret oder eitrigem Schleim: Kalium sulfuricum. Dieses Mittel wird auch bei chronischen Schleimhautkatarrhen eingesetzt
- Bei klarer, wässriger Absonderung: Natrium chloratum
- Grünlicher zäher Schleim: Natrium sulfuricum
- Bei Fieber über 39 °C nehmen Sie zusätzlich Kalium phosphoricum

Cellulite

Wichtige Behandlungspfeiler bei Cellulite sind körperliches Training sowie gesunde, basenreiche Ernährung. Zusätzlich fördern Wickel mit gelösten Schüßler-Salzen die Durchblutung und steigern den lokalen Stoffwechsel. Dazu lösen Sie 10 Tabletten Silicea in wenig warmem Wasser auf, tauchen 2 Baumwolltücher in das Wasser, wringen sie aus und wickeln sie um die Oberschenkel. Hüllen Sie sie zusätzlich mit Handtüchern und einer warmen Decke ein. Einmal in der Woche, für etwa 20 Minuten, zusätzlich Silicea in Tablettenform einnehmen.

Achten Sie bei Cellulite auf eine gesunde, basenreiche Ernährung und vor allem ausreichende Bewegung an frischer Luft.

Cholesterinwerte, erhöhte

Erhöhte Cholesterinwerte sind ein Risikofaktor für Arteriosklerose und Herz-Kreislauf-Erkrankungen. Begleitend zur ärztlichen Behandlung ist die Einnahme von Natrium phosphoricum zusammen mit Magnesium phosphoricum sinnvoll, weil es bei der Regulation des Fettstoffwechsels hilft.

Chronische Erkrankungen

Wer unter einer chronischen Erkrankung leidet, benötigt oftmals im ersten Schritt Natrium phosphoricum, um eine

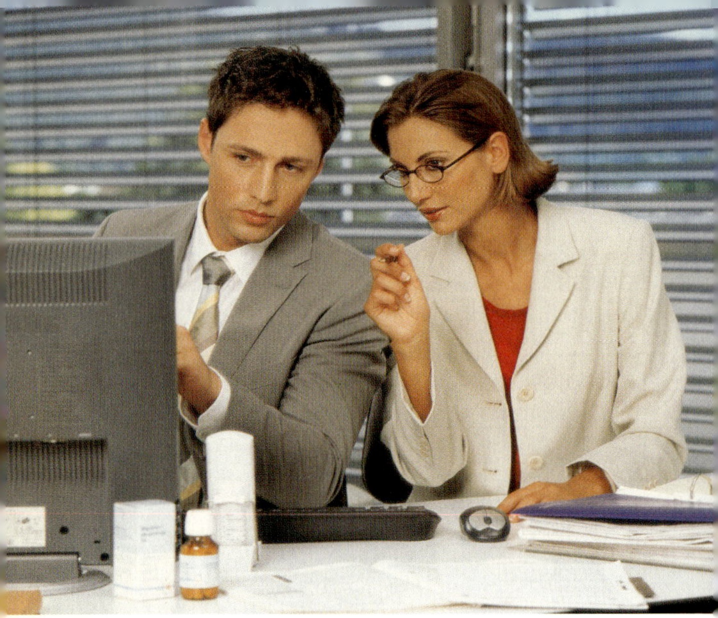

meist bestehende Übersäuerung in den Griff zu bekommen. Damit schaffen Sie eine gute Basis für die weitere Behandlung.

Computerarbeiten, Belastung durch

Viele Menschen, die vorwiegend am PC arbeiten, spüren, wie dessen elektromagnetische Strahlung den Organismus auf Dauer belastet. Wenn Sie mehrmals im Jahr eine Vier-Wochen-Kur mit Calcium phosphoricum und Kalium chloratum durchführen, können Sie mit diesen Einflüssen besser umgehen.

Denkblockaden

An manchen Tagen ist man geistig nicht so fit wie sonst. Bei Denkblockaden oder wenn das Denken erschwert ist, hilft Natrium chloratum in Kombination mit Calcium fluoratum. Bei Müdigkeit und allgemeiner Schwäche ist die Kombination von Kalium phosphoricum und Silicea besser. Kinder, die langsam denken, können mit Calcium phosphoricum unterstützt werden.

Depressive Verstimmungen

Lang anhaltende niedergedrückte Stimmung, trübe Gedanken und Antriebsschwäche – das sind typische Zeichen einer depressiven Verstimmung, oft zergesellschaftet mit Aggressionen. Dauern die Beschwerden an, sollten Sie einen Arzt aufsuchen.

Bei Niedergeschlagenheit, Müdigkeit und Antriebslosigkeit helfen Kalium phosphoricum und Natrium chloratum, bei Erschöpfung, Nervosität und Ängsten nehmen Sie Calcium phosphoricum.

- Ergänzungsmittel: Nr. 16 Lithium chloratum

Lithium ist ein Spurenelement, dessen Gehalt in der Nahrung gering ist. Es kommt z.B. vor in Bohnen, Erbsen und Getreide.

In der Schulmedizin werden Lithiumsalze seit langem zur Behandlung depressiver Erkrankungen eingesetzt. Mögliche Nebenwirkungen sind Hautausschläge, nervöse Störungen und Muskelschwäche.

In der Biochemie verwendet man Lithium chloratum häufig in der Potenz D6. Schwangere und Stillende sollten das Mittel in niedriger Potenz nicht einnehmen.

Durchfall

Flüssigkeits- und Mineralverluste aufgrund von Durchfall müssen Sie unbedingt wieder ausgleichen.

- Bei akutem Durchfall mit Fieber: Ferrum phosphoricum
- Bei nervösen Durchfällen: Kalium phosphoricum
- Bei Durchfall mit Krämpfen: Magnesium phosphoricum
- Durchfall riecht sauer: Natrium phosphoricum
- Grünlicher Durchfall morgens: Natrium sulfuricum
- Bei Durchfällen kleiner Kinder, gelblich-grünlich, mit gelblichem Zungenbelag: Natrium phosphoricum
- Durchfall wässrig oder schleimig: Natrium chloratum
- Mit unverdauten Speiseresten: Ferrum phosphoricum
- Durchfall nach jedem Essen: Ferrum phosphoricum

Eiterungen

Eiter ist Zeichen einer bakteriellen Infektion. Die gelbliche, dickflüssige Substanz besteht zum größten Teil aus Bakterien und weißen Blutkörperchen. Eiterherde müssen vom Arzt behandelt werden.

Voraussetzung für die Gabe von Kalziumsulfat bei schlecht heilenden Wunden: Der Eiter kann frei abfließen.

Bei akuten und chronischen Entzündungen mit Eiterungen, begleitend auch bei Abszessen, Furunkeln und Karbunkeln hilft Silicea. Nr. 12 Calcium sulfuricum hat sich bewährt bei allen eitrigen Prozessen. Natrium phosphoricum sollten Sie bei goldgelb-cremigen Absonderungen nehmen.

Ekzeme

Ekzeme gehören zu den häufigsten Hauterkrankungen. Ursache ist meist eine Überempfindlichkeit gegenüber äußeren oder inneren Reizen.

Kalium sulfuricum ist das Basismittel bei Ekzemen, weil es die Entgiftungsprozesse der Haut fördert. Günstig in Kombination mit Silicea. Bei Ekzemen mit Bläschen oder Neigung zu Neurodermitis hilft Natrium chloratum.

Empfindlichkeit

Die Empfindlichkeit gegenüber bestimmten Situationen oder Faktoren weist uns den Weg zum richtigen Mittel. Eine erhöhte Empfindlichkeit gegenüber Licht und Lärm deutet auf leere Silicea-Speicher hin. Typisch ist in diesem Fall auch die allgemeine Empfindlichkeit im Kopfbereich. Eine Kur mit Salz Nr. 11 verbessert die neurovegetative Stabilität.

Wer auf Zugluft und Feuchtigkeit empfindlich reagiert, sollte Calcium phosphoricum zu sich nehmen.

Engegefühl

Ein Gefühl der Enge kann sich auf einen körperlichen oder psychischen Zustand beziehen.

Ein Engegefühl in der Brust lindert Magnesium phosphoricum, ein beengtes Gefühl in Räume Kalium phosphoricum.

Entscheidungsfähigkeit

Kennen Sie das auch? Entscheidungen auf die lange Bank schieben, weil man zwischen zwei Dingen hin und her gerissen ist? Salz Nr. 4 Kalium chloratum unterstützt und fördert die Klarheit und Sicherheit im Umgang mit Entscheidungen.

Entzündungen

Eine Spezialität der biochemischen Salze ist ihr Einsatz bei Entzündungen. Es werden drei Entzündungsstadien unterschieden, denen drei Schüßler-Salze zugeordnet sind. Zur richtigen Zeit eingenommen, lassen sich Entzündungen damit gut in den Griff bekommen.

Das Schüßler-Programm bei Entzündungen

Ferrum phosphoricum hilft bei den ersten Anzeichen eines akuten Infektes, solange noch kein Sekret oder keine Absonderung vorhanden ist. Salz Nr. 3 ist das Entzündungs- und Fiebermittel im I. Krankheitsstadium bei Fieber bis 39 °C.
Kalium chloratum hilft, wenn der Infekt ausgebrochen ist und die Entzündung »blüht«, Salz Nr. 4 ist das Entzündungs- und Fiebermittel im II. Krankheitsstadium.
Kalium sulfuricum: Wenn die Entzündung stockt oder chronisch wird, fördert es die vollständige Abheilung. Salz Nr. 6 ist das Entzündungs- und Fiebermittel im III. Krankheitsstadium.

Übersicht Entzündungen

- Beginnende Entzündung: Ferrum phosphoricum
- Chronische Entzündungen aller Art: Kalium sulfuricum
- Eitrige Entzündungen: Silicea, Calcium sulfuricum

Erbrechen

Erbrechen ist ein natürlicher Mechanismus des Körpers, um sich von unverträglichen Stoffen zu befreien. Weil dabei Wasser und Mineralsalze verloren gehen, ist es wichtig, anschließend reichlich zu trinken und die Mineralspeicher aufzufüllen.

- Bei saurem Erbrechen: Natrium phosphoricum
- Erbrechen von unverdauten Speisen: Ferrum phosphoricum
- Galliges Erbrechen: Natrium sulfuricum, Magnesium sulfuricum
- Wässriges Erbrechen: Natrium chloratum

Erkältungen

Wenn eine Erkältung mit Schnupfen und Heiserkeit im Anmarsch ist, gleich die »Heiße Drei« trinken: 10 Tabletten Ferrum phosphoricum D6 in heißem Wasser auflösen und heiß trinken. Ideal in Kombination mit einem Anti-Erkältungsbad:

20 Tabletten Ferrum phosphoricum im Badewasser auflösen und darin etwa eine Viertelstunde baden.

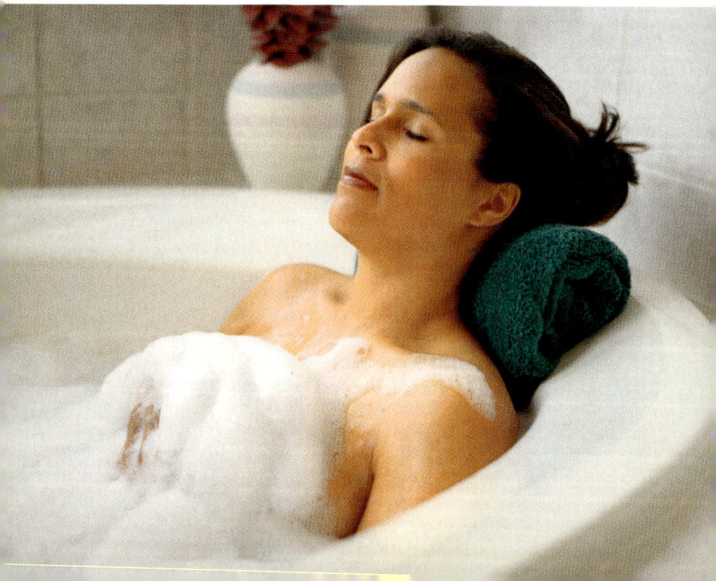

Erkältungskrankheiten und grippale Infekte

Erkältungs-stadium	Symptome	Welches Salz?
1. Stadium	Kribbeln in der Nase, Kratzen im Hals, Frösteln, Kältegefühl, Gliederschmerzen	sofort Ferrum phosphoricum
2. Stadium	deutliche Symptome wie Schnupfen, Husten, Katarrh; weißes oder weißgraues Sekret; wässriges Sekret	Kalium chloratum Kalium chloratum Natrium chloratum
3. Stadium	gelbliche Absonderungen; grippale Infekte, die nicht richtig abklingen	Kalium sulfuricum

Praxistipp: Wenn die Erkältung mit Niesen beginnt, ist Natrium chloratum das richtige Mittel. Alle fünf Minuten eine Tablette nehmen oder einen heißen Mineraldrink mit 10 Tabletten. Wenn die Absonderungen wässrig sind, spricht auch das für das achte Salz. Die Kombination mit Ferrum phosphoricum ist möglich.

- Vorbeugung gegen Erkältungen: Ferrum phosphoricum
- Erwachsene und Kinder mit schwachem Abwehrsystem sind allgemein sehr kälteempfindlich: Silicea

(Siehe auch Fieber, Seite 53, Halsschmerzen, Seite 59, Husten, Seite 65, Schnupfen, Seite 79.)

Ermüdung, Burn-out

Anhaltender privater und beruflicher Stress, Doppelbelastungen von Familie und Beruf – irgendwann fühlen Sie sich einfach nur noch müde und erschöpft, sind die Speicher vollkommen leer. Kalium phosphoricum wirkt hier kräftigend und stabilisierend.

Mentale und körperliche Ermüdung: Kalium phosphoricum. Lösen Sie bei akutem Energietief 5 bis 10 Tabletten Kalium phosphoricum in heißem Wasser auf und trinken Sie es schluckweise. Als Kur über mehrere Monate nehmen Sie 6 bis 8 Tabletten täglich ein.

- Rasche Ermüdbarkeit, mit Schwäche: Calcium phosphoricum
- Müde und matt durch Übersäuerung: Natrium phosphoricum
- Mangel an Sauerstoff, allgemeine Schwäche: Ferrum phosphoricum, Kalium sulfuricum

Wenn alte seelische Verletzungen und Kummer als »Energieräuber« wirken, sollten Sie Natrium chloratum einnehmen (siehe auch unter Erschöpfung).

Erröten

Wer bei Erregung, Stress und in vergleichsweise unbedeutenden Situationen leicht errötet, könnte einen Mangel an Magnesium phosphoricum haben. Eine Kur mit 3-mal täglich 2 Tabletten Magnesium phosphoricum füllt die Mineraltanks wieder auf.

Fühlen Sie sich oft grundlos müde und ausgelaugt? Leere Kalium-phosphoricum-Speicher könnten die Ursache sein.

Erschöpfung

Kalium phosphoricum hat eine besondere Beziehung zu den Nerven. Es wirkt kräftigend und stabilisierend wie Lezithin.

- Erschöpfung mit innerer Unruhe: Magnesium phosphoricum
- Wenn Ihr Ehrgeiz schnell erschöpft ist: Calcium phosphoricum
- Erschöpfung nach körperlicher Überanstrengung: Ferrum phosphoricum
- Erschöpfung nach geistiger Überanstrengung: Kalium phosphoricum

Erste-Hilfe-Mittel

Salz Nr. 3 Ferrum phosphoricum ist ein Muss für jede Hausapotheke. Es ist das Schüßler-Mittel für alle akuten Beschwerden und kleineren Verletzungen. Nehmen Sie es hoch dosiert: alle 3 bis 5 Minuten eine Tablette (D6) im Mund zergehen lassen oder mehrmals am Tag 10 Tabletten in heißem Wasser auflösen und heiß trinken. Äußerlich: 2 Tabletten anfeuchten und auf die Verletzung legen.

Falten

Bei frühzeitiger oder übermäßiger Hautalterung ist Calcium fluoratum das beste Mittel. Es mildert Fältchen und verleiht eine frische Gesichtshaut. Ideal sind Tabletten plus Calcium-fluoratum-Salbe. Wer zu früher Faltenbildung neigt, sollte eine mehrmonatige Kombinationskur mit Silicea im Wechsel machen.

Fettverdauung, Störungen der

Fette Speisen werden von vielen Menschen nicht gut vertragen. Völlegefühl, Magenüberlastung und Blähungen sind typische Folgen. In der Biochemie haben vor allem drei Salze eine Beziehung zum Fettstoffwechsel: Nr. 4, Nr. 5 und Nr. 9.

- Probleme mit der Fettverdauung, Neigung zu Übergewicht: Kalium phosphoricum
- Beschwerden werden schlimmer durch fettes und schweres Essen: Kalium chloratum
- Fette Speisen verschlimmern die Beschwerden: Natrium phosphoricum (reguliert Fettstoffwechsel und Fettverbrennung)

Fieber

Steigt die Körpertemperatur über 38 °C, spricht man von Fieber, einem natürlichen Abwehrmechanismus des Körpers, um Krankheitserreger (Bakterien, Viren) zu bekämpfen.

- Bei Fieber bis 39 °C: Ferrum phosphoricum D6, sofort alle 5 Minuten eine Tablette (maximal 5-mal, dann 3-mal täglich 1 Tablette) oder die »Heiße 3«: 10 Tabletten in heißem Wasser auflösen, schluckweise trinken
- Bei Fieber über 39 °C: Kalium phosphoricum D6, alle 5 Minuten eine Tablette (Anwendung wie oben beschrieben)

Frühjahrsmüdigkeit

Nach dem langen Winter bringt eine Frühjahrskur mit Schüßler-Salzen Ihren Stoffwechsel wieder auf Trab und vertreibt die Müdigkeit. Zwischen Februar und März drei Wochen lang täglich Ferrum phosphoricum, Kalium sulfuricum und Natrium sulfuricum je 6 Tabletten einnehmen. Dazu sollten Sie reichlich trinken und sich viel an der frischen Luft bewegen.

Füße, kalte oder geschwollene

Bei chronisch kalten Füßen helfen Wechselfußbäder und anschließende Einreibungen mit Salbe Nr. 3 Ferrum phosphoricum. Das erwärmt und fördert die Durchblutung. Dazu helfen Magnesium-phosphoricum-Tabletten. (Warme Bäder, Salbe Nr. 3 und Salz Nr. 7 helfen auch bei kalten Händen.)

Bei geschwollenen Füßen hilft Natrium chloratum, weil es den Wasserhaushalt reguliert, und Calcium fluoratum, um die Venen zu stärken. Beide Mittel sind auch als Salbe anzuwenden.

Wenn Sie zu Gallenbeschwerden neigen, sollten Sie eine mehrmonatige Kur mit den Salzen Nr. 9 und Nr. 10 im täglichen Wechsel machen.

Gallenbeschwerden

Eine enge Beziehung zur Galle (und Leber) besitzen die Salze Nr. 9 und Nr. 10. Natrium phosphoricum reguliert den Fettstoffwechsel und die Fettverbrennung und wirkt damit entlastend auf die Galle. Natrium sulfuricum regt den

Gallenfluss an und spielt zudem eine wichtige Rolle bei der Entgiftung und Ausscheidung überflüssiger Stoffe.

Gallensteine, Gallengries

Als begleitende Behandlung und um der Bildung weiterer Steine entgegenzuwirken, ist Natrium phosphoricum das wichtigste Salz. Bei Krämpfen und Koliken wird unterstützend Magnesium phosphoricum als »Heiße Sieben« gegeben.

Geburtsvorbereitung / Geburtserleichterung

Um das Bindegewebe und die Bänder auf die extreme Dehnung während der Geburt gut vorzubereiten, ist die Einnahme von je 6 Tabletten Calcium fluoratum D6 und Silicea D6 pro Tag sinnvoll. Damit können Sie gleich zu Anfang der Schwangerschaft beginnen.

Das mehrmalige leichte Einreiben am Tag von Bauch und Damm (besonders in den letzten Wochen vor der Entbindung) mit Salbe Nr. 1 stärkt das Gewebe und kann unter Umständen sogar einen Dammschnitt verhindern. (Siehe auch Schwangerschaftsstreifen, Seite 80.)

Gedächtnisschwäche, vorübergehende

Wie war gleich noch der Name? – Vorübergehende Gedächtnisschwäche kann ein Zeichen entleerter Mineralspeicher sein.

Bei Gedächtnisschwäche und Müdigkeit hilft Kalium phosphoricum, bei Zerstreutheit und geistiger Erschöpfung Silicea.

- Gedächtnislücken: Kalium phosphoricum, Calcium phosphoricum
- Denkblockaden durch Stress: Magnesium phosphoricum, Silicea
- Vergesslichkeit: Calcium phosphoricum und Kalium phosphoricum im Wechsel über einen langen Zeitraum nehmen

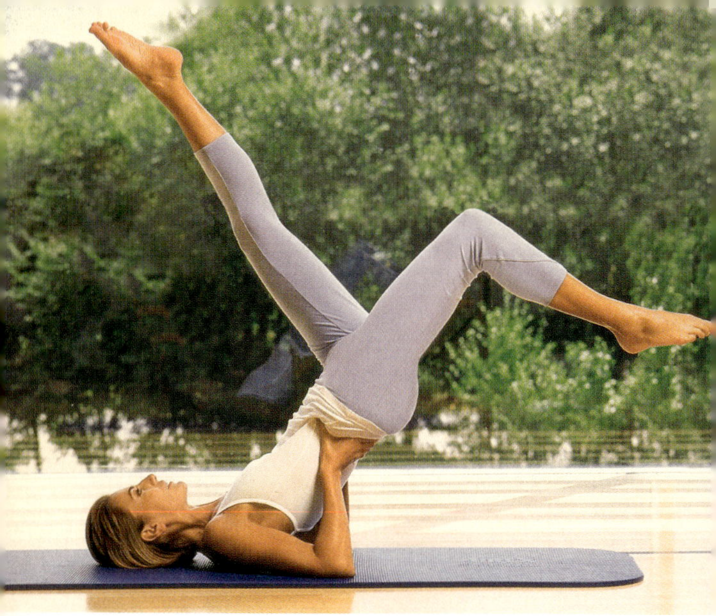

Gelenkbeschwerden

In unserem Körper gibt es mehr als 140 Gelenke. Sie stellen die Verbindung zwischen den Knochen her und machen Bewegungen wie Beugen oder Abwinkeln erst möglich. Grundsätzlich unterscheidet man bei Gelenkerkrankungen zwischen Verschleißerscheinungen (Arthrose) und Entzündungen (Arthritis).

Bei Arthrose ist eine tägliche Einnahme von Knorpelbaustoffen (z. B. Arthromobil® Trinkpulver) sinnvoll.

Basismittel, die in enger Beziehung zum Gelenkstoffwechsel stehen, sind die Salze Calcium fluoratum, Calcium phosphoricum und Natrium chloratum.

- Gelenkknacken: Natrium chloratum
- Schwache Gelenke, die leicht einknicken: Silicea
- Gelenkbeschwerden nach Sport- oder Bagatellverletzungen: Ferrum phosphoricum als Anfangsmittel (auch als Salbe), nach einigen Tagen Wechsel zu Kalium chloratum
- Schwellung und Entzündung der Gelenke: Kalium chloratum als Salbe und Salz
- Beschwerden bei feuchtem Wetter: Natrium sulfuricum

- Wandernde Gelenkschmerzen, rheumatisch, ausgelöst durch Durchnässung: Kalium sulfuricum
- Gelenk- und Muskelschmerzen: Natrium phosphoricum
- Harnsäurewerte erhöht, Neigung zu Gicht: Natrium phosphoricum und Silicea
- Rheuma besser durch Eisanwendungen: Calcium sulfuricum
- Neuralgische und rheumatische Gelenkbeschwerden, mit Kribbeln oder Taubheitsgefühl, auch punktförmiger Schmerz: Calcium phosphoricum
- Schleimbeutelentzündung im Kniebereich: Kalium chloratum
- Knorpelschäden: unterstützend Natrium chloratum
- Rheumatische Schwellungen der kleinen Gelenke: Natrium phosphoricum
- Rheumatische Beschwerden im Bereich der Schulter: Ferrum phosphoricum
- Steife Gelenke: Calcium phosphoricum, Natrium chloratum, Silicea. (Siehe auch Arthrose, Seite 39.)

Gelenkentzündung (Arthritis)

Die klassischen Zeichen für eine Gelenkentzündung sind Rötung, Schwellung, Schmerz, Überwärmung, Bewegungseinschränkung und Gelenkerguss.

- Erstes Stadium einer akuten Gelenkentzündung: Ferrum phosphoricum
- Chronische Gelenkentzündung: Kalium sulfuricum
- Rheumatische Gelenkbeschwerden durch erhöhte Harnsäure (Gicht): Silicea und Natrium phosphoricum im Wechsel

Gelenkkur

Basismittel sind die Salze Calcium fluoratum, Calcium phosphoricum und Natrium chloratum. Eine Kur sollte mehrere Monate umfassen, nehmen Sie von den Salzen im täglichen Wechsel je 6 Tabletten ein. Sind die Gelenkbeschwerden chronisch-rheumatischer Natur, nehmen Sie zusätzlich Silicea.

Gerstenkorn

Ein Gerstenkorn entsteht durch die bakterielle Entzündung einer Drüse am Lidrand. Folge ist eine schmerzhafte Anschwellung mit Eiter. Als Sofortmaßnahme nimmt man alle 15 Minuten Calcium fluoratum D6 und Silicea D6 im Wechsel ein. Suchen Sie einen Arzt auf, wenn die Beschwerden nicht innerhalb von ein bis drei Tagen besser werden.

Gicht

Übersteigt die Harnsäure (Abbauprodukt von Zellkernen) im Blut einen bestimmten Wert, entstehen Harnsäurekristalle, die sich in den Gelenken ablagern. Reizungen und Entzündungen sind die Folge. Bei Gicht ist eine gute Versorgung mit Natrium phosphoricum und Silicea wichtig. Die Nr. 9 ist das Mittel für erhöhte Harnsäurespiegel. Sie neutralisiert Säuren und regt die Ausscheidungsorgane an. Bei einem gestörten Silicea-Haushalt findet sich ebenfalls ein Harnsäureüberschuss. Für die reibungslose Ausleitung und Ausscheidung sorgt Natrium sulfuricum.

Ergänzungsmittel bei Gicht: Natrium bicarbonicum, vor allem, wenn Sie auch die Bauchspeicheldrüse unterstützen möchten.

Haarausfall

Die Ursachen für Haarausfall sind vielfältig: Genetische und hormonelle Faktoren spielen eine Rolle, aber auch Infektionen und Nebenwirkungen von Medikamenten kommen als Ursache in Frage.

- Kreisrunder Haarausfall: Kalium phosphoricum als Salz, täglich 6 bis 8 Tabletten nehmen, zusätzlich als Salbe morgens und abends dünn auftragen
- Neigung zu Haarausfall: Kalium phosphoricum
- Bei gleichmäßigem Haarausfall, zur Kräftigung der Haare: Silicea

Haarprobleme

Bei brüchigen oder gespaltenen Haarspitzen hilft Calcium fluoratum, fettige Haare lassen sich durch die kurmäßige Anwendung von Natrium phosphoricum günstig beeinflussen.

- Haare wachsen langsam, sprödes oder stumpfes Haar: Silicea
- Feines Haar: Calcium phosphoricum
- Haare ergrauen früh: Kalium phosphoricum
- Schuppen, trocken: Natrium chloratum
- Schuppen, klebrig: Kalium sulfuricum

Haar-Kur

Morgens Nr. 3 Ferrum phosphoricum 2 Tabletten
Mittags Nr. 5 Kalium phosphoricum 2 Tabletten
Abends Nr. 11: Silicea 2 Tabletten
Einnahme über Wochen bis Monate; ggf. auch mit Calcium fluoratum oder Natrium phosphoricum im Austausch gegen Silicea kombinieren.

Halsentzündung (Rachenkatarrh)

Sobald Sie ein Kratzen im Hals spüren, sollten Sie Ferrum phosphoricum D6 nehmen, alle 5 Minuten eine Tablette, bis Besserung eintritt.

- Ist der Hals gerötet und die Zunge belegt: Ferrum phosphoricum und Kalium chloratum im Wechsel einnehmen.
- Bei einer Entzündung mit weißlichem oder weißgrauem Sekret: Kalium chloratum
- Wenn auch die Mandeln beteiligt sind: Kalium phosphoricum
- Zur Schleimhautreinigung bei chronischem Katarrh, gelblich-schleimigen Absonderungen: Kalium sulfuricum

Mit Ferrum phosphoricum lässt sich so manche Erkältung oder Halsentzündung abwehren.

Hämorrhoiden

Übergewicht, Verstopfung mit hartem Stuhl sowie Bewegungsmangel begünstigen die Entstehung von Hämorrhoiden. Menschen mit schwachem Bindegewebe neigen besonders dazu.

- Zur Stärkung des Binde- und Venengewebes: Calcium fluoratum als Salz und als Salbe (bei juckenden und hervortretenden Hämorrhoiden) über einen längeren Zeitraum nehmen
- Bei Entzündungen oder Reizungen: Ferrum phosphoricum Salbe

Hände, feuchte

Feuchte Hände können ein Hinweis auf einen gestörten Natrium-chloratum-Haushalt oder Silicea-Haushalt sein. Bei Handschweiß ist eine Kur mit Silicea (6 bis 8 Tabletten täglich) ratsam.

- Rissige Hände: Calcium fluoratum und Silicea als Salben, für die intensive Pflege ein- bis zweimal pro Woche die Hände vor dem Schlafengehen etwas dicker eincremen und über Nacht Baumwollhandschuhe überziehen. Die Schüßler-Salben wirken dann besonders gut
- Kalte Hände: Natrium chloratum

Harnsäure, erhöhte

Hat der Arzt bei Ihnen im Blut erhöhte Harnsäurewerte festgestellt? Dagegen sollten Sie etwas unternehmen, denn Werte über 7 mg/dl sind ein Risikofaktor für Gicht oder gichtähnliche Gelenkbeschwerden. Wie? Mit dem Schüßler-Salz Natrium phosphoricum über mehrere Monate und einer Ernährungsumstellung.

Bei erhöhten Harnsäurewerten sollten Sie möglichst wenig Fleisch, Innereien, Wurst und Alkohol zu sich nehmen!

Hautausschläge

Wiederholte Hautunreinheiten, Ausschläge oder Ekzeme sind ein Hinweis

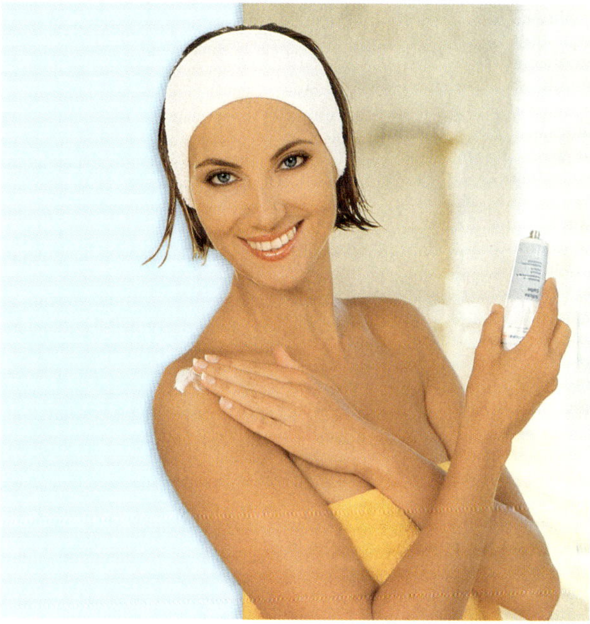

auf Störungen, die den gesamten Organismus betreffen. Das kann eine Überforderung des Stoffwechsels sein, der sich zur Entlastung – vergleichbar einem Ventil – eine Ausleitung sucht. Schüßler-Salze helfen, Giftstoffe auszuleiten und den Organismus umzustimmen. Einen engen Bezug zur Oberhaut besitzt Kalium sulfuricum.

Besonders gut passt das Mittel, wenn sich die Haut schuppt oder schält, typisch hierfür sind gelbliche Absonderungen.

- Hautausschlag mit mehlartigem Belag oder Schuppen: Kalium chloratum
- Schuppenflechte: Kalium sulfuricum; Kopfschuppen: Natrium chloratum
- Hautausschläge, Ekzeme mit Blasen: Kalium chloratum
- Nässender Hautausschlag: Natrium sulfuricum
- Bei Milchschorf: Natrium phosphoricum; wenn die Mutter

noch stillt, nimmt sie die Tabletten ein, ansonsten werden sie im Fläschchen aufgelöst, 3-mal täglich 1 Tablette (D6)

- Bei hartnäckigen Hautauschlägen: Ergänzungsmittel Nr. 18 Calcium sulfuratum

Hautprobleme

Die Haut schützt unseren Körper als natürliche Barriere vor Keimen und Infektionen – solange sie intakt und heil ist. Gute Pflege und Unterstützung von innen helfen dabei.

- Feuchtigkeitsmangel der Haut: Natrium chloratum
- Rissige Haut, Schwielen: Calcium fluoratum
- Fettige, unreine Haut, Mitesser: Natrium phosphoricum
- Neigung zu schuppiger Haut, Ekzemen und Neurodermitis: Kalium sulfuricum
- Feine Haut, die zu Pickelchen neigt: Calcium phosphoricum
- Frühzeitige Hautalterung: Calcium fluoratum, Silicea
- Dünne, faltige Haut: Silicea
- Schlaffe Haut, Krähenfüße: Calcium fluoratum
- Dehnungsfalten, Schwangerschaftsstreifen: Calcium fluoratum, Silicea
- Rötungen oder rote Flecken im Gesicht: Magnesium phosphoricum
- Großporige Haut, Gesicht aufgeschwemmt: Natrium chloratum
- Bräunliche Pigmentierung: Kalium sulfuricum
- Schwärzliche Pigmentierung: Calcium fluoratum

Narben werden weicher, wenn sie mit Salbe Nr. 1 eingecremt werden. Zusätzlich innerlich Calcium fluoratum und Silicea (Siehe auch Akne, Seite 36, Cellulite, Seite 45.)

Hautfeinde	Hautfreunde
UV-Licht der Sonne, Solarien	Nr. 1 Calcium fluoratum
Rauchen, Alkohol	Nr. 11 Silicea
Schlafmangel	Bewegung
Stress	Entspannung

Heiserkeit

Bei Heiserkeit durch Überanstrengung (zu viel Reden oder Singen) schwören Schüßler-Kenner auf Ferrum phosphoricum D6 (als »Heiße Drei« oder alle 15 Minuten eine Tablette, bis Besserung eintritt). Geht die heisere Stimme mit einer Erkältung einher, ist Kalium chloratum das richtige Mittel.

Heißhunger

Wer immer wieder Hungergefühle oder Anfälle von Heißhunger hat, sollte seine vermutlich entleerten Mineraldepots wieder auffüllen.

- Heißhunger direkt nach einer Mahlzeit: Kalium phosphoricum
- Heißhunger auf salzige Speisen: Natrium chloratum
- Ständiger Heißhunger auf Süßes: Magnesium phosphoricum
- Erst Heißhunger, dann aber schnell gesättigt: Natrium chloratum
- Permanenter Hunger, sogar direkt nach dem Essen: Kalium phosphoricum

Herpes, Lippenherpes

Der gestörte Natrium-chloratum-Haushalt hinterlässt seine Spuren auch an Haut und Schleimhäuten. Charakteristisch bei einem Mangel von Salz Nr. 8 sind trockene Schleimhäute und die Neigung zu Lippenherpes. Eine Kur mit 6 bis 8 Tabletten Natrium chloratum pro Tag über mehrere Wochen bis Monate ist anzuraten. Im Akutfall: eine Tablette anfeuchten und vorsichtig die betroffene Stelle betupfen.

Herzklopfen, nervöse Herzbeschwerden

60- bis 100-mal schlägt das Herz in jeder Minute in seinem Rhythmus. Aufregung, Stress, innere Unruhe oder

Praxistipp: Ideal bei Herzklopfen ist eine Kombinationskur über vier Wochen mit 300 mg Magnesium täglich als Tablette plus Magnesium phosphoricum als biochemischem Katalysator.

organische Ursachen können diesen Takt stören. Lassen Sie Herzbeschwerden grundsätzlich vom Arzt abklären.

- Herzklopfen mit Angstgefühlen: Kalium phosphoricum
- Herzklopfen aufgrund von Schwäche und Erschöpfungszuständen: Calcium phosphoricum

Heuschnupfen

Die allergische Reaktion auf Blütenpollen äußert sich in Juckreiz und Anschwellen der Nasenschleimhaut, laufender oder verstopfter Nase sowie brennenden Augen. Bei den ersten akuten Anzeichen hilft Ferrum phosphoricum.

Praxistipp: Beginnen Sie mit der Einnahme der Salze frühzeitig bzw. mindestens sechs Wochen vor dem zu erwartenden Beginn der Heuschnupfensymptome.

- Heuschnupfen mit wässrigem Nasensekret: Natrium chloratum
- Allgemeine Neigung zu Allergien: Kalium phosphoricum
- Bei Niesanfällen: alle 15 Minuten eine Tablette Magnesium phosphoricum in heißem Wasser auflösen

(Siehe auch Allergien, Seite 36.)

Kur: Ferrum phosphoricum D6 und Natrium chloratum D6 3-mal täglich 2 Tabletten im täglichen Wechsel einnehmen, bei akuten Beschwerden alle 15 Minuten bis zur Besserung.

Hexenschuss

Bei plötzlich auftretenden Schmerzen im Lendenbereich ist Ferrum phosphoricum als Erste-Hilfe-Salz das Mittel der Wahl. Wenn die Schmerzen blitzartig einschießen: »Heiße Sieben«. Zusätzlich hilft Ferrum phosphoricum-Salbe.

Hornhaut

Übermäßige Hornhautbildung weist auf einen Mangel an Calcium fluoratum hin. Salz Nr. 1 hilft am besten innerlich und äußerlich als Salbe.

- Bei Hühneraugen: Calcium fluoratum, Silicea

Husten

Nehmen Sie bei beginnendem Husten gleich Ferrum phosphoricum als heißen Mineraldrink ein, langsam in kleinen Schlückchen trinken, oder alle zehn Minuten eine Tablette, bis Besserung eintritt.

- Schwer löslicher Husten mit zähem Auswurf: Kalium chloratum
- Husten bei chronischen Katarrhen, gelblicher Auswurf: Kalium sulfuricum
- Lästiger, krampfartiger Husten: Magnesium phosphoricum, am besten als »Heiße Sieben«
- Bellender Husten mit tiefem Klang: Calcium fluoratum
- Häufiges Hüsteln, trockener Reizhusten: Calcium phosphoricum, Natrium chloratum
- Trockener, kitzelnder Husten: Ferrum phosphoricum

Impfbelastungen

Belastungen durch Impfungen lassen sich mit folgender Therapie besser bewältigen:

- Drei Tage vor der Impfung: Kalium chloratum 3-mal 2 Tabletten täglich
- Tag der Impfung: Kalium chloratum 6-mal 2 Tabletten mit Natrium sulfuricum 6-mal 2 Tabletten
- Bis eine Woche nach der Impfung: Kalium chloratum 3-mal 2 Tabletten, Kalium sulfuricum 3-mal 2 und Natrium sulfuricum 3-mal 2 täglich und Silicea 3-mal 2 Tabletten (Kinder brauchen nur die Hälfte)

Infekte

Wer rasch reagiert, kann so manchen Infekt erfolgreich abwehren. Bei den ersten Anzeichen gleich eine »Heiße 3« mit zehn Tabletten Ferrum phosphoricum D6 trinken (siehe auch Erkältungen, Seite 50).

In der Biochemie heißt es: »Ferrum wehrt den Infekt ab.»

Immunkur bei Infektanfälligkeit	
Um die Abwehrkräfte zu stärken, ist eine 3- bis 6-wöchige Kur mit Schüßler-Salzen ideal:	
Morgens	2 Tabletten Ferrum phosphoricum
Mittags	2 Tabletten Calcium phosphoricum
Abends	2 Tabletten Silicea

Insektenstiche

Typische Symptome bei einem Insektenstich sind Schwellung, Rötung und Schmerzen. Nehmen Sie sofort Natrium chloratum, alle 5 Minuten 1 Tablette. Zusätzlich eine Tablette anfeuchten und auf die Hautstelle auftragen. Anschließend die nächste Stunde alle 10 bis 15 Minuten eine Tablette Natrium chloratum einnehmen.

Juckreiz

Die Ursachen bei Hautjucken sind vielfältig. Es können sich dahinter innere Erkrankungen (z.B. Leberstörungen, Diabetes, Allergien) verbergen oder auch harmlose Störungen wie trockene Haut oder Nervosität.

- Nervöses Hautjucken: Magnesium phosphoricum
- Juckreiz mit Schuppen: Kalium phosphoricum
- Juckreiz durch trockene Haut: Natrium chloratum, Calcium fluoratum
- Hautjucken der Fußsohlen: Silicea als Salz und Salbe
- Juckreiz im Zusammenhang mit Leber-Galle-Störungen: Natrium phosphoricum, Natrium sulfuricum

Hautkur		
Morgens	Calcium fluoratum	2 Tabletten
Mittags	Kalium sulfuricum	2 Tabletten
Abends	Silicea	2 Tabletten

Gesichtspackung bei trockener Haut

Je 5 bis 10 Tabletten Calcium fluoratum und Natrium chloratum in wenig warmem Wasser auflösen und den Brei auf das Gesicht auftragen, 15 bis 20 Minuten einwirken lassen, einmal pro Woche.

Kälteempfindlichkeit

Kälteempfindlichkeit kann ein charakteristisches Symptom sein, das zum richtigen Schüßler-Salz führt.

- Allgemeine Kälteempfindlichkeit: Kalium chloratum
- Kälteempfindlichkeit am Kopf: Silicea
- Kälteempfindlichkeit, kalte Hände oder Füße: Natrium chloratum

Kater

Wer abends zu tief ins Glas geschaut hat, muss am nächsten Tag meist büßen, weil der Alkohol den Mineralhaushalt durcheinanderbringt. Mit Schüßler-Salzen lassen sich die Folgen abmildern: Nehmen Sie vor und nach einer Feier die Salze Kalium sulfuricum und Natrium sulfuricum. Der Sulfur-Anteil der beiden Salze hat entgiftende und reinigende Wirkung.

Kinder, Förderung der Entwicklung

Calcium fluoratum ist das wichtigste Aufbausalz von Knochen und Zähnen bei Kindern. Bei einer verzögerten Zahn- und Knochenentwicklung sowie zur allgemeinen Förderung der Entwicklung Ihres Kindes kombinieren Sie dieses Schüßler-Salz am besten mit Calcium phosphoricum.

Kinder mit wenig Appetit, die sich etwas zögernd entwickeln: Silicea über einen längeren Zeitraum geben. Ergänzungsmittel: Calcium carbonicum Nr. 22

Knochen

Drei biochemische Salze eignen sich besonders für die Stärkung der Knochen: Calcium fluoratum, Calcium phosphoricum und Silicea.

Calcium fluoratum ist das Hauptmittel für das Stütz- und Bindegewebe, Calcium phosphoricum ist das am häufigsten vorkommende Salz im Organismus und unterstützt den Knochenstoffwechsel. Silicea kommt in allen Zellen vor, besonders im Bindegewebe.

- Bei schlecht heilenden Knochenbrüchen und Haltungsschwäche helfen Calcium fluoratum, Calcium phosphoricum, Silicea
- Bei Überbein, Knochenauftreibungen: Calcium fluoratum als Salz und Salbe

Konflikte

Ein gestörter Silicea-Stoffwechsel zeigt sich in Verzagtheit und Nachgiebigkeit. Konflikten gehen diese Menschen lieber aus dem Weg. Silicea fördert die Festigkeit des eigenen Standpunktes.

Konzentrationsmangel

Nicht nur Kinder, sondern auch Erwachsene haben häufig Schwierigkeiten, gedanklich länger bei einer Sache zu bleiben oder ein Problem durch konzentriertes Nachdenken zu lösen. Dahinter kann sich ein Defizit im Mineralhaushalt verbergen.

- Konzentrationsschwäche durch Schwächezustände, leichte Ablenkbarkeit: Calcium phosphoricum
- Konzentrationsmangel durch schlechte Sauerstoffversorgung: Ferrum phosphoricum
- Konzentrationsschwäche, Erschöpfungszustände: Kalium phosphoricum
- Zerstreutheit, vor allem nach geistiger Überanstrengung: Silicea

Kopfschmerzen

Wetterwechsel, Medikamente, Muskelverspannungen oder Stress können Kopfschmerzen auslösen.

- Krampfartige Kopfschmerzen bei Stress: Magnesium phosphoricum
- Durch Überanstrengung: Calcium phosphoricum
- Durch Schulstress bedingte Kopfschmerzen: Calcium phosphoricum
- Wegen Sauerstoffmangel, mit Schwindel
- Durch Schwäche und Energiemangel: Kalium phosphoricum
- Kopfschmerzen im Zusammenhang mit der Menstruation: Natrium chloratum
- Kopfschmerzen nach übermäßigem Alkoholgenuss: Natrium sulfuricum
- Erkältungskopfschmerzen: Ferrum phosphoricum
- Stirnkopfschmerzen, empfindliches Wesen: Silicea
- Stechende oder drückende Kopfschmerzen, evtl. von der Stirn zum Hinterkopf ziehend: Ferrum phosphoricum
- Kopfschmerzen bei Kindern: Ferrum phosphoricum

Migräne ist eine Sonderform von Kopfschmerzen und gilt als neurologische Erkrankung, die fachärztlich behandelt werden sollte.

Kopfschmerzen	Migräne
Drückender Schmerz, »Schraubstockgefühl«	Meist einseitige, pulsierende, pochende Schmerzen
Ausgelöst durch Wetter, Stress, Anspannung	Neurologische Erkrankung, anfallsweise; Auslöser wie bei Kopfschmerzen
Schmerzen ziehen vom Hinterkopf nach vorne, verspannter Nacken-Schulterbereich	Übelkeit, Erbrechen Lichtempfindlichkeit, Sehstörungen (Migräne mit Aura)

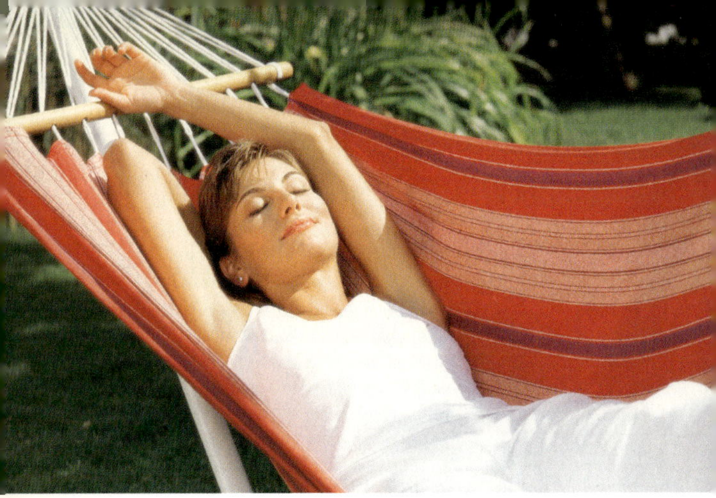

Kraftlosigkeit

Wenn die Mineraltanks nahezu leer sind, fehlt die Kraft, um anstehende Aufgaben zu erledigen.

- Nach körperlicher Überanstrengung: Ferrum phosphoricum
- Bei allgemeiner Erschöpfung: Calcium phosphoricum, Kalium phosphoricum
- Stärkt den Organismus nach überstandener Krankheit: Calcium phosphoricum im Wechsel mit Natrium chloratum

Krampfadern

Die Veranlagung für Krampfadern ist erblich bedingt. Schuld ist meist eine Bindegewebsschwäche. Salz Nr. 1 Calcium fluoratum hat eine enge Beziehung zu den Venen und zum Bindegewebe. Ideal ist eine Kombinationskur mit Silicea. Zusätzlich sind Kneippgüsse zu empfehlen.

Krämpfe / Koliken

Krampfartige Bauchschmerzen können durch vermehrte Gasansammlungen im Darm oder Krämpfe im Verdauungstrakt hervorgerufen werden. Erstes Mittel bei Blähungskoliken, Menstruations- oder Wadenkrämpfen ist die »Heiße Sieben«: 10 Tabletten Magnesium phosphoricum in einem Glas heißem Wasser auflösen, löffelweise zu sich nehmen, möglichst lange im Mund behalten – das wirkt krampflösend.

Leber, Unterstützung und Anregung der Leberfunktion

Kalium sulfuricum unterstützt und regt die Leber bei der Entgiftung an. Auch Natrium phosphoricum und Natrium sulfuricum fördern die Leberaktivität. Eine Kur mit den drei Salzen sollte über mehrere Wochen bis Monate durchgeführt werden. Dies stärkt die Arbeitsfähigkeit und führt zu einer Erholung des Leberparenchyms.

Praxistipp: Reiben Sie den Bereich der Leber (unterhalb des rechten Rippenbogens) leicht mit Kalium-sulfuricum-Salbe ein. Das unterstützt die Entgiftungsfunktion der Leber.

Leber-Entgiftungswickel: Ein feucht-heißer Leberwickel unterstützt die Entgiftung und Stoffwechselfunktion. Lösen Sie dazu 10 bis 15 Tabletten Kalium sulfuricum in ¼ Liter heißem Wasser auf. Tauchen Sie in diese Ionen-Lösung ein Tuch oder einen Waschlappen, drücken Sie ihn gut aus und legen Sie ihn so warm wie möglich auf die Leber (Rippenbogen, rechter Oberbauch). Darüber kommen ein Handtuch und anschließend eine Wärmeflasche. Der Entgiftungswickel kann so lange liegen bleiben, bis er abgekühlt ist. Ideale Zeit: am Wochenende nach dem Mittagessen oder abends im Bett.

Lippen, trockene oder rissige

Ein länger bestehender Mangel an Natrium chloratum trocknet Lippen und Schleimhäute aus. Ideal ist eine mehrwöchige Kur mit Salz und Salbe Nr. 8. Sind die Lippen rissig oder aufgesprungen, ist Calcium fluoratum passend.

Magen-Darm-Beschwerden

Vieles kann den Verdauungstrakt aus dem Gleichgewicht bringen: Stress, unverträgliches Essen oder Keime.

- Empfindlicher Magen: Für einen empfindlichen Magen, der schnell gereizt reagiert, ist Kalium chloratum hilfreich

Nehmen Sie es bei den ersten Anzeichen, wenn der Magen sich meldet.

- Bei Beschwerden trotz leerem Magen: Magnesium phosphoricum
- Magendruck und Völlegefühl: Kalium sulfuricum, besonders wenn die Beschwerden wandern.
- Magenübersäuerung: Dafür gibt es das neutralisierende Entsäuerungssalz Natrium phosphoricum.
- Schluckauf: »Heiße Sieben« oder alle 2 bis 3 Minuten eine Tablette Magnesium phosphoricum einnehmen

(Siehe auch Durchfall, Krämpfe, Sodbrennen, Verdauungsstörungen)

Mandelentzündung

Eine Entzündung der Rachenmandeln (Tonsillitis) geht einher mit Schluckbeschwerden, Halsschmerzen, dem Anschwellen der Lymphknoten und Fieber. Da die Infektion im Körper streuen kann, ist eine ärztliche Behandlung wichtig. Nehmen Sie bei den ersten Symptomen wie Rötung, Schwellung und Schmerzen alle 5 bis 10 Minuten eine Tablette Ferrum phosphoricum D6, bis erste Besserung eintritt (maximal 3-mal)

- Bei weißlichen oder weiß-grauen Belägen: Kalium chloratum
- Falls keine Besserung eintritt, hilft Natrium phosphoricum, alle 15 Minuten 1 Tablette
- Bei verhärteten Mandeln: Calcium fluoratum

Menstruationsbeschwerden

Bei Menstruationskrämpfen ist Magnesium phosphoricum das erste Mittel, als »Heiße Sieben« 10 Tabletten in heißem Wasser auflösen, 2-mal pro Tag. Beginnen Sie damit schon einige Tage vor Eintreten der Regel.

- Wenn die Menstruation zu früh eintritt oder zu lange dauert: Calcium phosphoricum; wenn die Menstruation zu spät einsetzt: Ferrum phosphoricum; wenn die Menstruation zu stark ist: Calcium fluoratum; wenn die Menstruation mit Erschöpfung und Schwäche einhergeht: Kalium phosphoricum als heißer Mineraldrink

- **Brustspannen:** Das Salz Kalium chloratum ist für Frauen wichtig, die vor der Menstruation unter Brustspannen (Mastodynie) leiden, da es eine enge Beziehung zum Drüsenhaushalt besitzt. Außerdem wirkt es entgiftend und regt den Lymphfluss an.
- Gutartige Brustverhärtung: Calcium fluoratum als Salz und Salbe

Wenn Ihre Menstruation oft von Kopfschmerzen begleitet ist, hilft die Einnahme von Natrium chloratum.

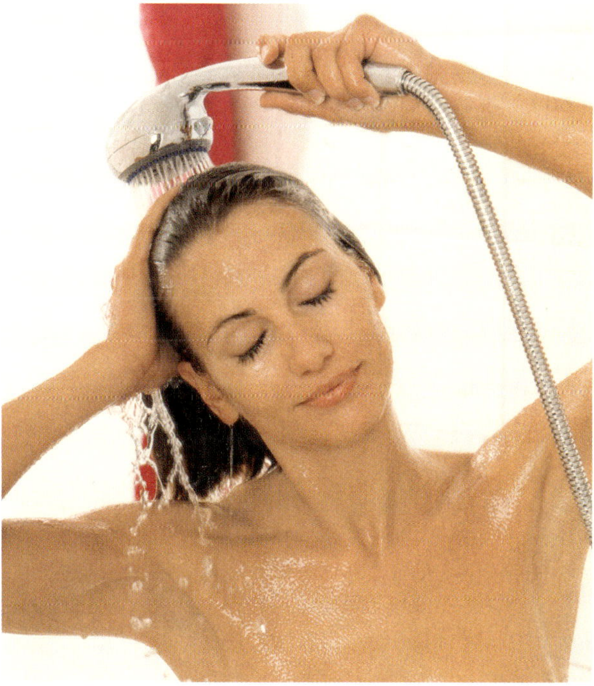

Müdigkeit

Defizite im Mineralhaushalt zeigen sich als Schwäche und Müdigkeitsgefühl. Hier handelt es sich meist um länger bestehende Störungen, was die Einnahme der Schüßler-Salze über mehrere Monate erforderlich macht.

- Ständige Müdigkeit, Schlafbedürfnis am Tage: Kalium phosphoricum
- Müdigkeit, die mit Mattigkeit einhergeht: Natrium chloratum
- Müdigkeit schon am Morgen: Kalium phosphoricum, Silicea
- Müdigkeit und Schläfrigkeit nach dem Essen: Natrium chloratum

Muskulaturbeschwerden

Muskeln, Knochen und Gelenke bilden gemeinsam den Bewegungsapparat. Eine kräftige Muskulatur ist Voraussetzung für stabile Gelenke und eine gute Haltung.

Praxistipp: Nehmen Sie zur Vorbeugung vor und nach dem Sport je 3 Tabletten von Nr. 3 und Nr. 7. Das schützt vor Muskelkater.

Muskelkater: Nehmen Sie Magnesium phosphoricum und Ferrum phosphoricum im Wechsel, als Salz und Salbe.

- Muskelverhärtung: Calcium fluoratum als Salz und Salbe
- Verspannungen: Magnesium phosphoricum als Salz und Salbe
- Schlaffe Muskulatur: Silicea, Calcium fluoratum, in Kombination mit körperlichem Training
- Rheumaähnliche Schmerzen in Muskeln und Gelenken: Ferrum phosphoricum

Nackenschmerzen

Durch monotone Arbeiten, falsches Sitzen oder Zugluft können plötzlich unangenehme Muskelverspannungen im Nackenbereich auftreten. Bei Frauen kann auch die Brustgröße zu Haltungsanomalien mit der Folge von Nackenverspannungen und Schmerzen führen.

- Steifer Nacken: Ferrum phosphoricum im Wechsel mit Natrium phosphoricum, alle 5 Minuten 1 Tablette (D6), bis Besserung eintritt, oder als heißer Mineraldrink
- Nackenbeschwerden durch Kälte oder Zugluft: Ferrum im Wechsel mit Silicea

Nägel (Finger- und Fußnägel)

Gepflegte Nägel sind unsere Visitenkarte. Für ein gesundes Wachstum benötigen sie Unterstützung von innen – mit den Salzen Nr. 1 und Nr. 11.

- Spröde Nägel, die leicht splittern: Calcium fluoratum
- brüchige Nägel, gestörtes Wachstum: Silicea, Calcium fluoratum
- verformte Nägel: Calcium fluoratum, Silicea
- Nägelkauen kann ein Hinweis auf Kalkmangel sein: Nehmen Sie in diesem Fall Calcium phosphoricum

Die Mittel wirken langsam, daher sollten Sie sie über mehrere Monate einnehmen.

Nasennebenhöhlenentzündung (Sinusitis)

Wenn Bakterien oder Viren bei einem Schnupfen in die Nasennebenhöhlen gelangen, führt das zu Entzündungen, unangenehmem Druckgefühl sowie Kopfschmerzen. Sobald die Entzündung sich in die Nebenhöhlen ausbreitet: Kalium chloratum und Ferrum phosphoricum D6 im Wechsel alle 5 bis 10 Minuten 1 Tablette, bis Besserung eintritt (maximal 5-mal).

- Gelblich-schleimiges Sekret: Kalium sulfuricum
- Wässriges Sekret: Natrium chloratum
- Chronische Stirnhöhlenbeschwerden: Kalium sulfuricum, als Salz und Salbe
- chronische Nebenhöhlenbeschwerden: Silicea, Natrium chloratum

(siehe auch Erkältungen, Seite 50, und Schnupfen, Seite 79)

Nervosität

Das erste Nervensalz der Biochemie ist Kalium phosphoricum. Ein weiteres bewährtes Nervenmittel ist Calcium phosphoricum, weil es beruhigend und gleichzeitig aufbauend wirkt.

Auch Ferrum phosphoricum wirkt beruhigend, besonders, wenn die Nervosität mit Konzentrationsmangel einhergeht.

- Nervenstärkung durch Zellregeneration: Calcium phosphoricum
- Nervosität durch Übersäuerung: Natrium phosphoricum
- Entspannung bei Unruhe: Magnesium phosphoricum, besonders auch in Form der »Heißen Sieben«
- Für das vegetative Nervensystem: Magnesium phosphoricum, Kalium phosphoricum, Calcium phosphoricum

Ohrenschmerzen

Häufige Ursachen für Ohrenschmerzen sind Mittelohrentzündungen, Entzündungen des äußeren Gehörgangs sowie Mikrotraumen (z.B. Verletzungen durch Wattestäbchen). Lassen Sie Ohrenschmerzen bitte ärztlich abklären.

Zu Beginn akuter Ohrenschmerzen mit Rötung nehmen Sie Ferrum phosphoricum D6, alle 5 Minuten 1 Tablette (maximal 5-mal, dann stündlich bis 3-mal täglich).

- Bei gelblichen Absonderungen: zusätzlich Kalium sulfuricum.
- Bei chronischem Mittelohrkatarrh: Kalium chloratum (begleitend)

Praxistipp: Nehmen Sie Calcium phosphoricum vor und nach dem Röntgen zur Ausleitung.

Operationen

Als Vorbereitung auf Operationen nimmt man schon einige Tage vor dem geplanten Termin die Salze Ferrum phosphoricum und Kalium chloratum, je 6 Tabletten täglich.

Nach Narkosen und Operationen empfiehlt sich zur Entgiftung die Kombination von Calcium phosphoricum mit Natrium sulfuricum. Calcium phosphoricum fördert zudem den Gesundungsprozess des Körpers nach Schwächezuständen.

Osteoporose, Vorbeugung und begleitende Behandlung

Da Calcium phosphoricum die Knochen- und Zellerneuerungsprozesse fördert, spielt es eine wichtige Rolle im Rahmen der Osteoporosevorbeugung. Günstig ist die Kombination mit Calcium fluoratum, dem Hauptmittel für das Stütz- und Bindegewebe. Nehmen Sie die Salze über einen längeren Zeitraum ein.

Pflichtbewusstsein, übermäßiges

Pflichtbewusstsein ist ohne Frage eine äußerst positive und wichtige Charaktereigenschaft. Doch gelegentlich ist es auch mal des Guten zu viel: Viele Menschen haben ein übersteigertes Pflichtgefühl und stellen zu hohe Ansprüche an sich selbst. Kalium sulfuricum wirkt dem entgegen, 2-mal täglich D 12 kann genügen.

Reizbarkeit

Menschen, deren Natrium-phosphoricum-Haushalt aus dem Gleichgewicht geraten ist, reagieren schnell gereizt, sind oft missmutig und geraten schon bei Kleinigkeiten aus dem Konzept. Der Grund hierfür ist eine Übersäuerung des Organismus, die sich auch auf das seelische Befinden überträgt.

Das Schlafbedürfnis ist von Mensch zu Mensch unterschiedlich. Greifen Sie nicht gleich zu synthetischen Schlafmitteln, wenn Sie unter Schlafstörungen leiden.

Schlafstörungen

Wenn Sie abends noch sehr angespannt vom Tage sind, löst Magnesium phosphoricum die Spannungen: Lösen Sie

etwa eine Stunde vor dem Schlafengehen 10 Tabletten davon in einem Glas heißem Wasser und trinken Sie es in kleinen Schlückchen.
Bei Einschlaf- und Durchschlafstörungen sollten Sie Calcium phosphoricum nehmen. Das Besondere an Salz Nr. 2 ist die Regulationsfähigkeit: Abends wirkt es schlaffördernd, morgens eingenommen wird der Körper davon munter.
Ist Ihr Schlaf ruhelos und Sie fühlen sich schon morgens abgeschlafft, ist Silicea richtig. Nehmen Sie 3 Stunden vor dem Zubettgehen stündlich 2 Tabletten (D6) ein. Das Salz Nr. 5 Kalium phosphoricum D6 ist in diesem Fall ebenfalls hilfreich.

Schleimhäute, Beschwerden der

Einen besonders starken Bezug zu den Schleimhäuten hat das Salz Nr. 6 Kalium sulfuricum.

- Schleimhautentzündungen mit gelblichen Absonderungen: Kalium sulfuricum
- Empfindliche Schleimhäute, Neigung zu Entzündungen, Aphten: Kalium chloratum
- Trockene Schleimhäute: Natrium chloratum
  weiße oder weißgraue Sekrete: Kalium chloratum
- Mundsoor: Kalium chloratum
- Schleimhautkatarrh mit wässrigem Sekret: Natrium chloratum

Schmerzen

Bei Schmerzen, die sich durch Wärme und Druck bessern: Magnesium phosphoricum

- Schmerzen, die sich durch Wärme oder Bewegung verschlechtern: Ferrum phosphoricum
- Krampfartige, stechende, reißende Schmerzen: Magnesium phosphoricum
- Pochende oder pulsierende Schmerzen: Ferrum phosphoricum

- Bewegungsabhängige Schmerzen: Kalium chloratum
- Schmerzen mit Beginn einer Bewegung: Kalium phosphoricum

(siehe auch Gelenkbeschwerden, Seite 56.)

Schnupfen

Nehmen Sie bei ersten Anzeichen eines nahenden Schnupfens sofort alle 15 Minuten 1 Tablette Ferrum phosphoricum D6. Um einer Erkältung vorzubeugen, sollten Sie auf eine vitaminreiche Ernährung mit viel Obst und Gemüse achten.

- Verstopfte Nase, Stockschnupfen, weißlich: Kalium chloratum
- Wässriger Fließschnupfen: Natrium chloratum D6
- Gelb-schleimiger Schnupfen, Nase verstopft: Kalium sulfuricum
- Hartnäckiger Schnupfen: Calcium sulfuricum (wegen der reinigenden Wirkung)

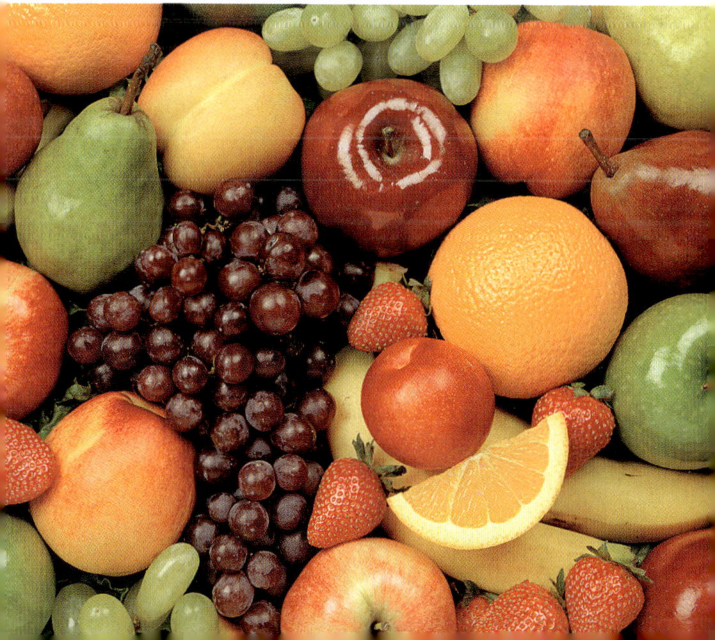

Schreckhaftigkeit

Schreckhaftigkeit deutet auf eine neurovegetative Dysbalance hin. Silicea stabilisiert das vegetative Nervensystem. Menschen, die Silicea benötigen, sind auch meistens geräusch- und lichtempfindlich. Wenn Sie schreckhaft infolge schwacher Nerven sind, hilft Kalium phosphoricum.

Schwächegefühl mit Mattigkeit

Hauptmittel bei Schwächezuständen ist Kalium phosphoricum. Bei akuten Beschwerden hilft ein heißer Mineraldrink mit 10 Tabletten einem wieder auf die Beine. Wer sich nach einem grippalen Infekt oder einer anderen Infektionskrankheit geschwächt fühlt, benötigt Kalium phosphoricum.

Schwangerschaftsstreifen

Zur Vorbeugung von Schwangerschaftsstreifen wird der Bauch 2-mal täglich leicht mit Calcium-fluoratum-Salbe eingerieben, im Wechsel mit Silicea-Salbe. Diese beiden Salze kann die werdende Mutter auch innerlich während der gesamten Schwangerschaft einnehmen, sie unterstützen die Festigkeit der Knochen und einen stabilen Körperbau.

Schweißausbrüche

Mögliche Ursachen für übermäßiges Schwitzen können Nervosität, Stress oder hormonelle Prozesse sein. Ständiges Schwitzen sollte von einem Arzt abgeklärt werden.

- Bei Schweißausbrüchen: Calcium phosphoricum
- Bei extremem Nachtschweiß, Schwitzen vor allem unter der Achsel: Silicea
- bei Nachtschweiß, wässrig, geruchlos: Natrium chloratum
- bei Nachtschweiß durch Blutarmut: Ferrum phosphoricum

Praxistipp: Natrium chloratum wirkt regulierend auf das Schwitzen. Deshalb hilft das Mittel auch, wenn jemand zu wenig schwitzt.

Schweißgeruch

Bei saurem Schweiß- und Körpergeruch hilft Natrium phosphoricum; bei starkem Schweiß mit unangenehmem Geruch: Silicea; bei bitter riechendem Schweiß: Natrium sulfuricum

Sodbrennen

Das brennende Gefühl hinter dem Brustbein kommt durch ein Zurückfließen des sauren Magensaftes in die Speiseröhre zustande. Schüßler-Kenner setzen in diesem Fall Natrium phosphoricum ein, alle 5 Minuten 1 Tablette, bis Besserung eintritt. Oft kann auch das Salz Natrium chloratum Abhilfe schaffen.

Wer allgemein zur Übersäuerung neigt, macht am besten eine Entsäuerungskur (siehe Seite 84).

Sonnenbrand

Ein Sonnenbrand ist nicht nur schmerzhaft, sondern auch schädlich für die Haut. Kühle Umschläge mit 10 in ¼ Liter Wasser aufgelösten Ferrum-phosphorcium-Tabletten lindern die Entzündung. Ebenfalls beruhigend wirkt Ferrum phosphoricum-Salbe. Nehmen Sie zusätzlich 1 Tablette Ferrum phosphoricum D6 im Wechsel mit Natrium chloratum alle 5 bis 10 Minuten ein, ca. 5-mal, dann 3-mal täglich.

Tipp: Vor und nach dem Sport je 3 Tabletten Ferrum phosphoricum und Magnesium phosphoricum schützen vor Muskelkater.

Sport, Vorbereitung

Nehmen Sie als Stärkungsmittel vor körperlicher Aktivität, Sport oder Anstrengung 3 bis 5 Tabletten Ferrum phosphoricum D6 – es kräftigt die Muskeln.

Seitenstechen: alle 2 bis 3 Minuten eine Tablette Magnesium phosphoricum D6 oder als »Heiße Sieben«, bis Besserung eintritt (max. 5-mal).

Stoffwechselbelastung, Stoffwechselkur

Damit Giftstoffe und Stoffwechsel-Endprodukte aus dem Körper entfernt werden können, müssen genügend Mineralsalze zum Binden und Abtransportieren vorhanden sein.
Eine Kur mit den vier »Entgiftungssalzen« Nr. 6 Kalium sulfuricum, Nr. 9 Natrium phosphoricum, Nr. 10 Natrium sulfuricum und Nr. 11 Silicea unterstützt die Reinigung des Gewebes und schafft neue Energie.
Bei Bedarf kann auch Natrium bicarbonicum Nr. 23 als Ergänzungsmittel eingenommen werden.

Stress / Anti-Stress-Kur

Eine 3- bis 6-wöchige Mineralsalz-Kur hilft Ihnen, berufliche und private Belastungen besser zu bewältigen. Der Körper kann sich anschließend schneller wieder regenerieren.

- Morgens 5 Tabletten Kalium phosphoricum D6
- Mittags 5 Tabletten Ferrum phosphoricum D6
- Abends 5 Tabletten Magnesium phosphoricum D6

Am besten in heißem, abgekochtem Wasser auflösen und langsam und schluckweise trinken.)

Tennisellenbogen

Hierbei handelt es sich um einen Reizzustand der Sehnenansätze über dem Ellenbogen. Typisches Symptom ist der Druckschmerz am äußeren Ellenbogen, der in den Unterarm ausstrahlt. Auslöser sind vor allem Überlastungen und einseitige manuelle Tätigkeiten (Schreibarbeiten, Tennis).

Kur bei Tennisellenbogen

Abends Salbenumschläge mit Kalium chloratum und Silicea im Wechsel, innerlich Calcium fluoratum und Silicea je 3-mal 2 Tabletten, bis eine stabile Besserung eintritt.

Übergewicht

Schüßler-Salze erleichtern das Abnehmen, weil sie Schlacken aus dem Körper transportieren, den Fett- und Eiweißstoffwechsel ankurbeln und den Säure-Basen-Haushalt ins Gleichgewicht bringen. Sechs Salze sind es, die sich in diesem Prozess besonders gut ergänzen:

Das Mineralsalz-Paket zum gesunden Abnehmen

Mineralsalz	Funktion /Aufgaben
Kalium chloratum D6	Für Kohlenhydrat- und Eiweißstoffwechsel
Kalium sulfuricum D6	Entgiftung, Anregung der Leberfunktion Ausleitend über die Haut Für den Zuckerstoffwechsel
Natrium chloratum D6	Für den Wasserhaushalt Für den Säure-Basen-Haushalt
Natrium phosphoricum D6	Für den Säure-Basen-Haushalt, neutralisiert Harnsäure, eliminiert Abfallprodukte Für Fettstoffwechsel und Fettverbrennung
Natrium sulfuricum D6	Ausleitung- und Ausscheidungsmittel Entgiftung über den Darm Bei Neigung zu Fettleibigkeit
Silicea D6	Für die Funktion des Bindegewebes Für Haut, Haare und festes Gewebe Reduziert Harnsäure im Blut

3-mal täglich je eine Tablette pro Salz (3-mal 6 Tabletten) einnehmen, am besten zusammen in heißem Wasser auflösen und schluckweise trinken. Kurmäßig über mindestens 4 Wochen bis zu mehreren Monaten einnehmen.

Übersäuerung

Übersäuerung entsteht durch ein Zuviel an tierischem Eiweiß, Fett, Weißmehl und Zucker. Stress und ständige Anspannung begünstigen diese Entwicklung.

Natrium phosphoricum ist in der Lage, Säuren zu eliminieren, und Natrium sulfuricum hilft bei dessen Ausscheidung. Unterstützen Sie die Entsäuerung mit basenreicher Ernährung sowie Entsäuerungsbädern mit Natrium phosphoricum (siehe Anleitung Bäder Seite 15).

Um eine Übersäuerung zu vermeiden, sollten Sie Ihren Fleischkonsum einschränken und Süßigkeiten meiden.

Vegetative Beschwerden

Ist das vegetative Nervensystem aus dem Gleichgewicht geraten, kann sich das in einer Vielzahl von Beschwerden äußern. Drei Salze spielen hier eine besondere Rolle:

Mittel der ersten Wahl ist Calcium phosphoricum, es wirkt kräftigend und stärkt den Parasympathicus. Genauso wichtig ist Kalium phosphoricum, weil es Sympathicus und Parasympathicus harmonisiert. Das dritte Salz ist Magnesium phosphoricum, da es das gesamte vegetative Nervensystem steuert und beruhigend wirkt.

Venenschwäche

Venenschwäche ist häufig konstitutionell bedingt. Eine Bindegewebsschwäche begünstigt Venenleiden, die sich in Form von Besenreisern, Krampfadern, geschwollenen Beinen oder Hämorrhoiden bemerkbar machen. Basissalz in allen Fällen ist Calcium fluoratum (über einen längeren Zeitraum einnehmen), um das Binde- und Stützgewebe zu kräftigen.

Verbrennungen

Kühlen und kaltes Wasser sind hier die ersten Maßnahmen. Dazu nehmen Sie alle 2 bis 3 Minuten eine Tablette Ferrum phosphoricum. Wenn sich Blasen gebildet haben, hilft es, alle 10 Minuten Ferrum phosphoricum D6 abwechselnd mit Natrium chloratum D6 einzunehmen, ca. 5-mal, dann 3-mal täglich.

Verdauungsstörungen

Wenn Magen und Darm rebellieren, stecken dahinter oft hastiges Essen, unverträgliche Speisen, Stress oder Nervosität. Bei Völlegefühl hilft die Einnahme von Natrium sulfuricum und Kalium sulfuricum.

- Beschwerden nach fettem Essen: Natrium phosphoricum
- Bei Beschwerden nach Ernährungsfehlern: Natrium sulfuricum
- Verdauungsschwäche: Natrium sulfuricum
- Blähungen mit Druckgefühl im Oberbauch: Kalium sulfuricum
- Blähungskoliken: Natrium sulfuricum, bei Säuglingskoliken wirkt Magnesium phosphoricum lindernd.
- Blähungen mit üblem Geruch: Natrium sulfuricum

(siehe auch Durchfall, Krämpfe, Unterstützung der Leberfunktion, Sodbrennen)

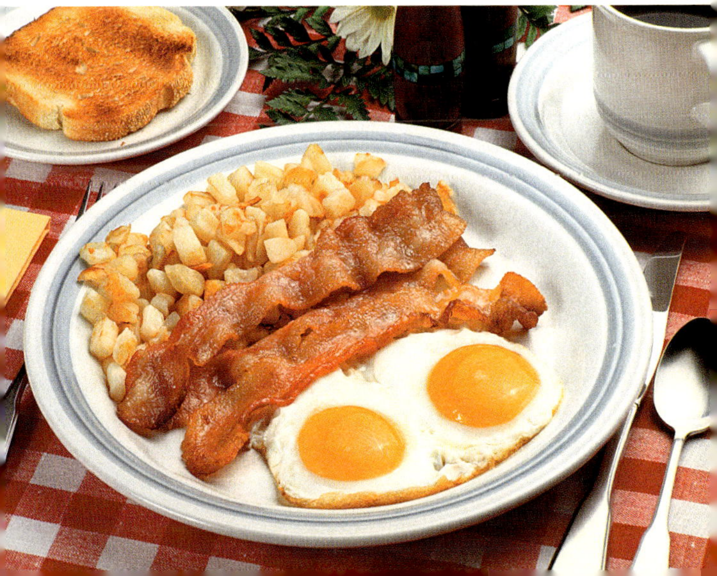

Verletzungen, Sportverletzungen

Das erste Mittel bei Verletzungen aller Art, vor allem frischen Wunden oder Blutungen, ist Ferrum phosphoricum. Auch äußerlich hilft Ferrum phosphoricum als Salbe Nr. 3 bei frischen Verletzungen, Quetschungen, Prellungen, Verstauchungen und Schmerzzuständen.

- Prellungen: 1 Tablette Ferrum phosphoricum D6 zerstoßen und direkt auf die Stelle auftragen.
- Quetschungen: Ferrum phosphoricum D6 alle 10 bis 15 Minuten einnehmen plus Ferrum phosphoricum Salbe
- Schwellungen: Kalium chloratum D6
- Zur besseren Heilung: Silicea D6 (innerlich und äußerlich)

Verstopfung

Häufige Ursachen, wenn der Darm streikt, sind Bewegungsmangel, ballaststoffarme Ernährung, zu wenig Flüssigkeit und ein gestörter Mineralhaushalt.

- Bei Verstopfung, auch mit Blähungen, hilft Natrium sulfuricum
- Bei chronisch-atonischer Verstopfung: Natrium chloratum

Wachstumsschmerzen

Bei Wachstumsschmerzen von Kindern und Jugendlichen ist Calcium phosphoricum als Salz und als Salbe angezeigt. Es ist ein wichtiges Aufbaumittel und fördert die Zellerneuerungsprozesse der Knochen. Calcium phosphoricum ist das am häufigsten vorkommende Salz im Körper. Diese Mittel sollten auch Kinder erhalten, die sehr schnell wachsen.

Die Wechseljahre sind ein ganz natürlicher Prozess. Dennoch leiden viele Frauen sehr unter Beschwerden wie Hitzewallungen und Nervosität.

Wechseljahresbeschwerden

Wenn bei Ihnen gehäuft vegetative Störungen wie Nervosität, Schweißausbrüche oder Schlafstörungen auftreten, nehmen Sie regelmäßig Calcium phosphoricum zu sich.

- Bei Hitzewallungen: Ferrum phosphoricum
- Bei übermäßigem Schwitzen: Calcium phosphoricum und Magnesium phosphoricum
- Bei trockenen Schleimhäuten: Natrium chloratum

Wunden

Bei kleineren Wunden ist als Soforthilfe Ferrum phosphoricum zu empfehlen. Das Mittel anfeuchten und als Paste auf die frische Wunde geben. Zusätzlich Ferrum phosphoricum innerlich einnehmen.

- Bei Wunden, die schlecht heilen, und Neigung zum Eitern: Calcium sulfuricum, Silicea

Zahnen

Allgemein wird bei Zahnungsbeschwerden das Salz Calcium phosphoricum gegeben, weil es den Durchbruch der Zähne fördert.

- Beschwerden bei der Zahnbildung: Calcium phosphoricum D6, Magnesium phosphoricum D6
- Zahnen der Kinder mit Fieber: Ferrum phosphoricum D6
- Zahnen mit krampfartigen Verdauungsstörungen: Magnesium phosphoricum D6

Zahnprobleme

Wenn Zähne sehr berührungsempfindlich sind, hilft Calcium fluoratum.

- Bei Zahnschmerzen, die durch Kälte gebessert werden: Ferrum phosphoricum
- Bei Zahnfleischbluten: Kalium phosphoricum; bei einer Neigung zu Karies: Calcium fluoratum;
- Bei allen Zahnerkrankungen: Calcium fluoratum und Calcium phosphoricum

Zahnarztbesuch

Kalium chloratum fördert die Ausscheidung von Giften wie Narkosemittel oder chemische Gifte. Deshalb als Schutz drei Tage vor und einen Tag nach einem Zahnarztbesuch einnehmen.

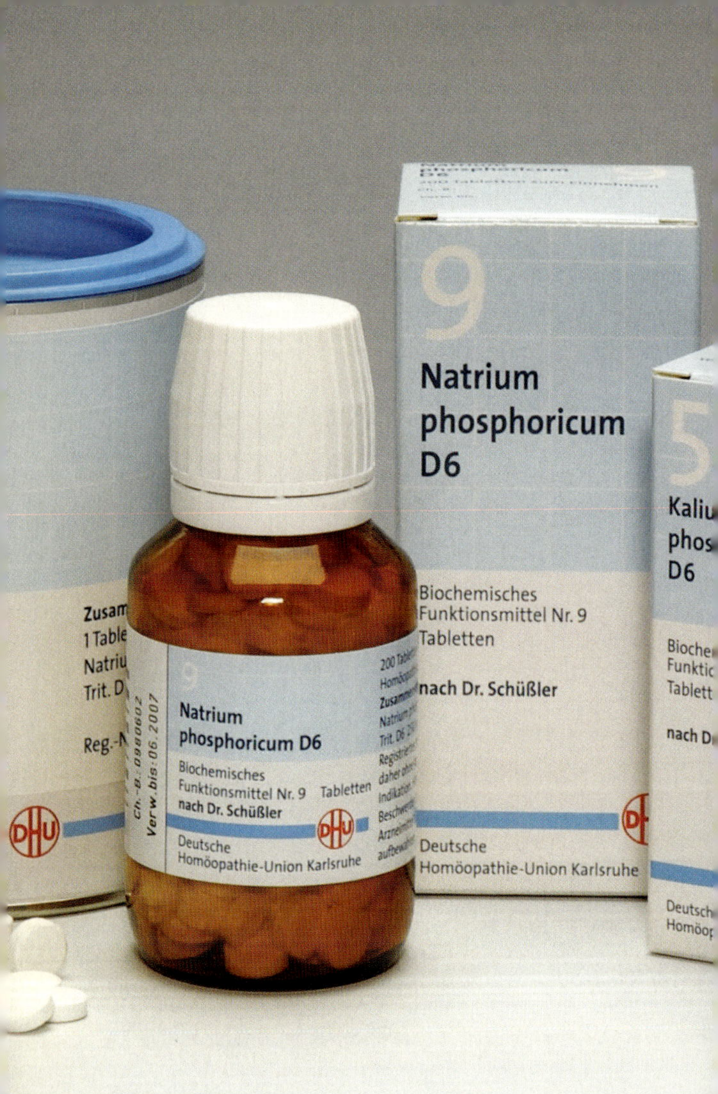
9
Natrium
phosphoricum
D6
Biochemisches
Funktionsmittel Nr. 9
Tabletten
nach Dr. Schüßler
Deutsche
Homöopathie-Union Karlsruhe
9
Natrium
phosphoricum D6
Biochemisches
Funktionsmittel Nr. 9
Tabletten
nach Dr. Schüßler
Deutsche
Homöopathie-Union Karlsruhe
Verw.bis:06.2007
DHU

Anhang

In jeder Situation das richtige Schüßler-Salz

Besserung der Beschwerden

Besser durch	Schüßler-Salz
Essen	Kalium phosphoricum
Kälte	Ferrum phosphoricum
Frische, kühle Luft	Kalium sulfuricum
Wärme und Druck	Magnesium phosphoricum
Wärme und Ruhe	Silicea
Ruhe	Ferrum phosphoricum

Verschlimmerung der Beschwerden

Schlechter durch	Schüßler-Salz
Essen (Magenschmerzen)	Ferrum phosphoricum
nachts und in Ruhe	Calcium phosphoricum
Bewegung	Ferrum phosphoricum
kaltes, feuchtes Wetter	Kalium chloratum Natrium phosphoricum
feuchtes Wetter	Natrium sulfuricum
Wärme, geschlossene Räume	Kalium sulfuricum
fettes, reichhaltiges Essen	Natrium phosphoricum, Kalium chloratum
vormittags	Natrium chloratum

Verlangen nach bestimmten Speisen und Genussmitteln

Verlangen nach	Schüßler-Salz
Süßigkeiten	Natrium phosphoricum, Silicea
sauren Speisen (z.B. saure Gurken)	Natrium phosphoricum
salzigen Speisen	Natrium chloratum
stark gewürzten Speisen	Calcium phosphoricum Natrium chloratum
bitteren Speisen	Natrium sulfuricum
Fast Food, Cola, Limonaden	Natrium phosphoricum
Schokolade, Kakao	Magnesium phosphoricum
Alkohol	Kalium chloratum
Kaffee, Tabak, Alkohol	Magnesium phosphoricum

Geschmack

Bitterer Mundgeschmack am Morgen:	Calcium fluoratum
Salziger Geschmack:	Natrium chloratum
Fader oder pappiger Geschmack:	Kalium sulfuricum
Süßlicher Geschmack:	Calcium phosphoricum
Seifiger Geschmack:	Natrium sulfuricum
Unangenehmer Geschmack, insbesondere morgens:	Magnesium phosphoricum
Verminderter Geschmack:	Calcium fluoratum, Natrium chloratum

Fit in Schule und Beruf

Immer wieder treten in unserem Alltag belastende Situationen auf, in denen Schüßler-Salze helfen können:

Situation	Schüßler-Salz
Stresssituationen	Magnesium phosphoricum
nervös wegen einer bevorstehenden Schulaufgabe, Erwartungsspannung	Silicea
Kinder, die sich leicht ablenken lassen, deshalb oft Schulprobleme haben	Calcium phosphoricum
Examensangst, Prüfungsangst Lampenfieber	Magnesium phosphoricum
aufgeregt und nervös wegen einer Präsentation	Mineraldrink mit Kalium phosphoricum und Magnesium phosphoricum
Denken strengt sehr an	Kalium phosphoricum, Silicea
langsames Denken bei Schulkindern	Calcium phosphoricum, Calcium carbonicum
Denkblockade	Calcium fluoratum, Natrium chloratum
mangelnde Entscheidungsfähigkeit, Zaghaftigkeit	Silicea
mangelnde Durchsetzungskraft	Calcium phosphoricum
Meiden von öffentlichen Auftritten aus Schüchternheit	Silicea
Zerstreutheit, Überempfindlichkeit	Silicea

Die zwölf biochemischen Ergänzungsmittel

Wer schon Erfahrung mit den zwölf Schüßler-Basis-Salzen gesammelt hat, kann die Behandlung mit den zwölf Ergänzungsmitteln (D6 und D12) noch weiter verfeinern.

Nr. 13	Kalium arsenicosum	starker Bezug zur Haut; bei Juckreiz, chronischen Hauterkrankungen, Erschöpfung
Nr. 14	Kalium bromatum	Bezug zu Haut und Nervensystem, als Beruhigungsmittel, bei Schlafstörungen
Nr. 15	Kalium jodatum	wirkt aufgrund des Jodanteils regulierend bei Schilddrüsenstörungen, Rheuma, Bluthochdruck, Kopfschmerzen
Nr. 16	Lithium chloratum	rheumatische Beschwerden, Ablagerungen an den Gelenken, depressive Verstimmungen
Nr. 17	Manganum sulfuricum	bei Allergien, Abwehrschwäche; gute Ergänzung zu Ferrum phosphoricum
Nr.18	Calcium sulfuratum	Erschöpfungszustände, hartnäckige Hautausschläge, vegetative Beschwerden
Nr. 19	Cuprum arsenicosum	wirkt krampflösend auf die glatte Muskulatur; bei Bauchkrämpfen, Koliken, Krampfhusten

Nr. 20	Kalium Aluminium sulfuricum	starke Beziehung zum vegetativen Nervensystem; nervöse Bauchkrämpfe
Nr. 21	Zincum chloratum	Bezug zu Gehirn und Nerven, Unruhe in den Beinen, Reizbarkeit
Nr. 22	Calcium carbonicum	unterstützt das Wachstum von Knochen und Zähnen, Bezug zum Lymphsystem, wichtiges Mittel für (Klein-)Kinder
Nr. 23	Natrium bicarbonicum	aktiviert die Bauchspeicheldrüse, wirkt als Säurepuffer, bei Gicht
Nr. 24	Arsenum jodatum	Bezug zu Lunge, Lymphsystem, gereizten Schleimhäuten (von Darm, Nase und Rachen); Hitzewallungen, Nachtschweiß

Literatur

Broy, Joachim: Die Biochemie nach Dr. Schüßler. Klaus Foitzick Verlag, München 1995, 2. Auflage

Gäbler, Hartwig: Wesen und Anwendung der Biochemie. Deutsche Homöopathische Union, Karlsruhe 1991

Keller, Georg u.a.: 12 Salze, 12 Typen. Midena Verlag, München 2002

Lohmann, Maria: Therapiehandbuch Naturheilkunde. Urban & Fischer Verlag, München 2000, 2. Auflage

Lohmann, Maria; Wiesenauer, Markus: Die Idealdiät mit Schüßler-Salzen. Knaur Verlag, München 2004

Adressen

Deutsche Homöopathie-Union (DHU)

Postfach 41 02 80
76202 Karlsruhe
Tel. 0721-4093-181
Fax: 0721-4093-263
www.dhu.de

Apotheker

Hans-Dieter Hirt
Oeffinger Straße 3
70736 Fellbach
www.fellbach.net/rathaus-apotheke

Naturheilpraxis

Maria Lohmann
Eininger Straße 48
80993 München
www.maria-lohmann.de

Naturheilpraxis im Zentrum

Susanne Geyer
Pontstraße 2 (am Markt)
52062 Aachen
www. Naturheilpraxis-im-Zentrum.de

Register